CARE

Good Care ,
Good Living

CARE

Good Care ,
Good Living

CARE

Good Care ,
Good Living

care 36

物理治療師教你自助擺平痠痛

編　　者：曹昭懿．陳昭瑩
暨　臺大醫院物理治療中心團隊
責任編輯：劉鈴慧
封面設計：蔡怡欣
插　　畫：小瓶仔
校　　對：陳佩伶
法律顧問：全理法律事務所董安丹律師
出 版 者：大塊文化出版股份有限公司
臺北市105022南京東路四段25號11樓
www.locuspublishing.com
讀者服務專線：0800-006689
TEL：(02) 87123898　FAX：(02) 87123897
郵撥帳號：18955675
戶　　名：大塊文化出版股份有限公司

總 經 銷：大和書報圖書股份有限公司
地　　址：新北市新莊區五股工業區五工五路2號
TEL：(02) 89902588 (代表號)　FAX：(02) 22901658
製　　版：瑞豐實業股份有限公司
初版一刷：2015 年 4 月
初版三刷：2021 年 2 月
定　　價：新台幣 400 元
ISBN：978-986-213-595-2
Printed in Taiwan

物理治療師教你自助擺平痠痛

編著
曹昭懿・陳昭瑩
暨
臺大醫院物理治療中心團隊

目錄

序

知其然也知其所以然

陳石池／臺大醫院副院長
臺大醫學院急診醫學科教授

痠痛爲一般人常有的困擾，不論是在工作中、運動中、休息中，甚至睡眠中，都可能因爲姿勢的不正確，使用方法不正確，長時間過分使用等情形，很容易造成身體上各部位的痠痛或不適。這些主要的原因，都是肌肉不當收縮或過度收縮所造成的，有些經過短暫的休息就可復原，有些需要加上復健治療或訓練，才得以康復，更嚴重者甚至需要手術治療。所以如何避免身體各處產生的痠痛，減少生活上的困擾，是健康上值得重視的地方。

臺大醫院物理治療中心於 2008 年成立後，即努力提升物理治療專業的水準，協助解決很多病人的痠痛問題。最近大同高中體操選手林冠儀，在體操動作跳馬下來時的背部疼痛，就是在物理治療中心的精心設計下，加強核心肌群肌力與髖部柔軟度訓練，才得以解除疼痛，最後在

2014 年澳洲國際少年運動會獲得四金一銀的榮耀。

本書中以個案方式來敘述傷者的情況，進而解說痠痛是如何造成的，最後再以不同的訓練來矯正這些痠痛，加上圖示說明，讓這些痠痛傷害者「知其然也知其所以然」，所以這是一本對社會大眾非常實用、而且有意義的書，期望本書的出刊，可以協助解除很多人的痠痛，提升這些人的生活品質。

曹昭懿教授目前是臺灣大學物理治療學系主任，在物理治療界鼎鼎有名，在運動傷害上有獨特的研究與成果，由她來主編這本書是最恰當的人選。陳昭瑩經理也是臺灣大學物理治療學系的高材生，在臺大醫院物理治療中心成立後就擔任經理到現在，協助治療很多病人臨床經驗非常豐富，現又在臺灣大學物理治療學研究所攻讀臨床博士學位，暑假中前往美國南加大實習醫院進修，對運動治療也有傑出的表現，她所編寫的內容應該是一非常正確也是非常實用的常識，也相信本書的發行，會對社會大眾有很大的幫助。

老少適用的保健好幫手

鄭素芳 / 臺灣物理治療學會理事長
臺大醫學院學務分處主任兼副院長
臺大物理治療學系教授

平日與親朋好友聚會，總會被詢問一些身體痠痛或受傷後的問題及如何處理。心裡頭常想著，若能夠揪團物理治療師來提供民眾衛教，就可以幫忙大家對於這些常見問題更加了解，也能夠自行做平日的保養工作。

當臺大醫院物理治療中心曹昭懿主任，邀請我來爲《物理治療師教你自助擺平痠痛》一書寫序時，我欣然答應。因爲由全國首屈一指的臺大醫院物理治療中心曹主任以及陳昭瑩經理領銜，帶領一群優秀的物理治療師包括林家德、陳君豪、楊宛青、陳甫銓，與黃敏瑄治療師共同參與，將平日常常處理痠痛問題的寶貴經驗與臨床功夫傳授出來，眞是民眾之福！

本書針對跨年齡常見的痠痛問題，從醫病對話開始，以淺顯易懂的詞句描述疼痛的現象，配合清晰的運動示範插圖，讓讀者能夠在家依照練習；更重要的是，強調環境改善、工作模式調整，以及健康保養習慣的建立，對於解除痠痛與預防再發的重要性。如此的問題處理模式，正是對付因爲現代化環境如高度使用 3C 科技、高熱量食物、少運動等不健康行爲，以及銀髮世代來臨，所出現之各種病痛與體能退化的最佳利器。

最後要感謝並恭喜物理治療中心全體同仁，願意在繁忙的工作之餘，仍齊力完成此書，相信這本《物理治療師教你自助擺平痠痛》，會很快成爲每個家庭必備的書籍，是老老少少保健的好幫手喔！

做對運動，擺平痠痛

楊政峯／中華民國物理治療師公會
全國聯合會理事長

人要爲自己的健康負責！

如果你同意這句話，請把本書列入你的健康書單。

物理治療師教病人運動，應該是大部分接受過物理治療的人都曾有過的經驗，因爲運動是物理治療最有效的法寶之一。在從事物理治療師工作的過程中，有幾次令我印象深刻的經驗，我一邊教運動，病人或家屬一邊做筆記，因爲他們怕忘記，而我也樂於見到他們這樣做，因爲運動做錯了，不但沒有效果，甚至還可能造成傷害。

做運動的筆記，其實不是那麼容易，寫再多的字仍然可能敘述不完整，畫圖也很難畫出每個動作的細節，於是多數人仰賴記憶，然而記憶並非永遠可靠。把物理治療師帶回家，可能才是最佳解決方案吧。《物理治療師教你自助擺平痠痛》這本書，將各種痠痛所需的運動，做了詳細清楚的解說，等於是讓你把物理治療師帶回家，從此不再爲忘記運動而煩惱。

這本書針對每個痠痛問題，編寫成一篇篇簡短文章，讓讀者可以不用花很多時間，就能深入淺出了解一個痠痛問題如何開始、該做哪些運動、有哪些注意事項，是本讀來輕鬆卻又能收穫滿滿的好書。然而輕鬆閱讀的背後，編寫團隊的用心卻不簡單。

首先，針對每個痠痛問題所需要做的運動，書中都有用心繪製的插圖，搭配簡單扼要的文字，而這些文字都是以最口語化的方式寫成，可說是完美的將專業語言轉化爲民眾語言，易讀又絲毫不犧牲專業的正確性。運動解說之後則是「物理治療中心的特別交代」，彷彿是一個放心不下的物理治療師，教完病人運動之後還要不厭其煩的交代注意事項，雖然是靜態的文字，卻讓人感到眞實互動的溫度。

每篇文章開始也是精心的設計，每個問題都從一個生活化的故事開始，敘述問題發生的過程，宛如一篇小小說，讓人讀來格外輕鬆有趣。教運動的書，很容易寫成工具書或手冊的形式，而這本書卻是寫得可讀性高、又非常的專業，這都要歸功於本書編者，臺大物理治療學系主任曹昭懿教授及臺大醫院物理治療中心經理陳昭瑩治療師，願意在忙碌的工作之餘，帶領臺大醫院物理治療中心團隊的物理治療師們，投入心力編寫這樣的一本好書，令人敬佩。

期待本書的出版，讓每個人都做對運動；只要做對運動，自然擺平痠痛。

自己的痠痛自己解

曹昭懿 / 自序

維持健康，預防疾病是每個人自己的責任，同樣的，自己的痠痛也要靠自己運動才能根本解決！

臺灣的健保太好了，不限制民眾使用物理治療的次數，但它的支付規定，讓一般醫療院所趨向提供簡單好用、看似高科技的儀器治療，這樣比花費時間教運動，徒手做可以得到更多健保給付。於是在一般的診所裡，治療師機器開個不停，病人從 A 床轉到 B 床，再換到椅子上，動輒耗費一兩個小時接受所謂的『復健』，問題是：您的痠痛解決了嗎？

臺大醫院的物理治療中心在 2008 年成立，是全國醫學中心首設的獨立物理治療部門，自許爲臺灣物理治療專業的領航者，期待經由我們的努力樹立專業的臨床典範，帶給專業新的視野，也帶給民眾更多的健康。在院方的支持下，中心的治療師們兢兢業業開創了許多不一樣的臨床執業模式；我們知道，只有仔細評估，找出問題所在，設計正確的治療性動作，教導正確的運動方法，帶著民眾好好練習，才是根本解決痠痛之道！

然而，我們遇到的困難是，仔細教了運動，大家也練習了，單張也發了，卻有很多人下次來還是「忘記了！」、「找不到了！」，所以我們想，寫本書，讓大家更了解我們設計的動作，更不容易忘記、不見，或許能讓大家更能爲自己的健康負起責任，解決自己的痠痛！

要提醒大家的是，有了不適，還是先看醫師，找物理治療師，確定問題後，再來使用本書幫助自己！

本書由臺大醫院物理治療中心多位物理治療師共同撰寫而成，以下依書中文章出現的順序依次介紹：

林家德治療師針對常見的「媽媽手」、「肩夾擠」和「下肢關節炎」等痠痛問題，分別寫了「大拇指的抗議」、「操勞過度的肩膀」、「退化性關節炎」這三篇。

黃敏瑄治療師則是爲上班族以及年輕愛運動的女性，

寫了最常發生的「不良姿勢引發的肩頸僵硬痠痛」、「爬山後的膝蓋疼痛」。

陳甫銓治療師平日即提供院內員工體適能檢測及帶領員工運動班，他針對一般人的體能檢測，以及運動前的暖身做了詳細介紹，分別是「運動前的暖身怎麼做」和「從爬樓梯看體適能」。

陳君豪治療師是我們的足部專家，寫了「打球的足踝關節扭傷」、「下床踩不了地、邁不開步」兩篇常見的足踝問題，同時提供大家選鞋的建議，很值得參考。他也針對「腕隧道症候群」和「網球肘」分別寫了「都是滑鼠惹的禍」、「沒打網球也得網球肘」。

楊宛青治療師把門診中常遇到的背痛（坐骨神經痛）族群，根據不同病源寫了「這些都是腰痛嗎」和「老年骨刺與腰痛」。

陳昭瑩治療師（中心經理），在門診固定接受醫師轉來的骨質疏鬆病人，從急性疼痛到慢性不適的處理，累積了多年經驗，全寫在「脊椎壓迫性骨折」這篇中。

書中每一篇雖是虛擬人物的病症，卻是根據臨床常見好發的年齡與性別來設計，讀者們可以「對號入座」，找找自己合用的章節，與物理治療師們來一個另類接觸——

自己的健康自己顧，自己的痠痛自己解；
預防、治療、復健，讓物理治療師幫忙您！

痠痛治療，要動在「對的時間」與「正確的地方」

陳昭瑩 / 自序

我們都知道運動的好處：

可以促進新陳代謝、消耗熱量、幫助體重控制、增強心肺功能、改善循環、降低血壓、穩定血糖、增強免疫能力、降低體內的體脂肪、提高肌力及柔軟度；對促進身體健康、改善體態、姿勢、敏捷性與平衡反應，加強工作或進行各種活動的體力與續航力，及降低意外傷害；運動還可透過提升腦內啡的濃度，帶來正面愉悅的思考，強化心理狀態，協助紓解生活壓力。

運動的好處這麼多，但是臨床上物理治療師在給予物理治療運動處方時，常面對病人的疑問：

「我都已經受傷了，做運動後，不會讓我更受傷更發炎嗎？」

「我都已經這麼痛了，會不會越動越痛？」

「受傷後動太多會『發紅』耶！」

有些受傷的部位，確實不適合太早活動，譬如骨折，也許醫師會開刀用鋼板固定骨折處；也許不需要開刀，以穿背架輔具，來固定脊椎骨折處。但是此處講的「不適合活動」指的是不要動到骨折處，並不是禁止全身其他部位所有的活動與運動。

就以急性脊椎骨折的背痛來說，只要穿著背架輔具，在物理治療師的指導下，進行安全的運動，活動中不轉動不彎曲脊椎，及早進行脊椎的肌力與肌耐力訓練，對病人的恢復會帶來很大的助益。而如果是一般的背痛，研究證實：及早活動都能降低疼痛、早日恢復功能，並且能避免演變成長期慢性的疼痛。

疼痛不一定就是受傷或者發炎，有很大一部分疼痛原因來自於缺乏活動造成的柔軟度不足與僵硬。而受傷後給予適當的活動，不僅不會產生進一步的傷害，還能促進循環，加速傷處癒合，且能讓癒合的新組織更健康有力呢！

因此，不論是扭傷或拉傷或骨折——

何時該動？

何時該適度休息？

該怎麼做才是正確的姿勢與動作？

本書就是透過物理治療師們專業的解說，協助大家能正確、有智慧的運動來照顧我們的身體。

期待透過這本書，圖文並茂的介紹各種概念、動作，讓健康的朋友能收「持盈保泰」的效果，有病痛的朋友能有降低疼痛，改善生活功能的功效。

祝福大家，健健康康每一天！

第一章

3C 症候群

大拇指的抗議

星期天，華燈初上。

「小哥，晚餐已經好了，出來洗手吃飯啦！」

「好啦，我這一關快過了啦，等一下就出去。」

五分鐘過去、十分鐘過去，小哥還沉迷在遊戲中。

「全家都就位在等你吃飯，是要我進去還是要自己出來？」爸爸忍不住大聲吼。

「好啦、來了啦、在走了啦！」

心不在焉吃飯的小哥伸手舀湯時，不知道怎麼了，大拇指忽然一陣刺痛，連湯帶湯匙一起潑灑掉到桌上。

「怎麼那麼不小心呀？」媽媽邊擦著桌子邊責備。

「大拇指不知道怎麼搞的，突然像被電到一樣痛。」小哥心有餘悸的說著。

爸爸冷著一張臉：「手機、平板的遊戲玩太少了啦，再加碼繼續拚呀！」

「找個時間去看醫師吧。」到底媽媽還是會心疼的。

禮拜一上午，玩通宵的小哥睡到快中午才起床，覺得自己的手好像有些僵硬、緊緊的，試著用力握拳，似乎有些不舒服、但不是痛得很厲害。小哥想應該沒啥特別的，手指一天到晚滑來滑去，抗議一下也是應該的。

反正今天沒課，小哥順手拿起手機，看看有沒有人line 訊息來時，大拇指一陣劇痛，慘叫下，手一鬆，手機摔到地上。

聞聲趕進房間的媽媽，撿起手機：「準備一下，等一下帶你去看醫師。」

在診間，醫師詢問了一下小哥的病史，再做了幾個簡單的測試：「是媽媽手啦！給你一些止痛藥跟肌肉鬆弛劑，等下你去做物理治療，兩個禮拜之後再回診。」

「什麼媽媽手啊？醫師沒搞錯吧？我是男生，怎麼可能會得媽媽手？」

診間護理師忍俊不禁。

「會稱爲媽媽手，主要是因爲常見於中年婦女或生產過後的婦女，她們在日常生活中操勞使力不正確，或是手使用過度。」連醫生都忍著笑裝正經:「不過近年來，因爲手持式通訊裝置大行其道，所以也常見在一些像你這般的年輕族群中。所以使用 3C 產品，盡量克制別沉迷；你現在手正痛，先忍耐著，記得多休息，少用平板或手機。」

聽醫師說完，媽媽也笑了出來，小哥當場很不好意思的臉紅起來。

一進到物理治療室，一位物理治療師迎面走過來。

「我現在兩手的大拇指都不舒服、偶爾會一陣抽痛、很痛、劇痛，手上東西會拿不穩。」

「痛多久了？」

「大約一個禮拜了。」

「你喔你，可眞是會忍、能忍！」媽媽氣得用力搥小哥一下。

「了解，我們先來做一些測試與評估。」

「根據剛剛超音波檢查顯示，你現在兩邊手背橈側，就是大拇指旁邊的支持帶出現增厚，壓迫到下面的伸拇短肌（extensor pollicis brevis）和外展拇長肌（abductor pollicis longus）的肌腱和滑膜，以至於引起管道狹窄、管道兩端的伸拇短肌和外展拇長肌的肌腱及滑膜都發炎腫脹了，嚴重時，肌腱的滑動會受限，或造成沾黏。」

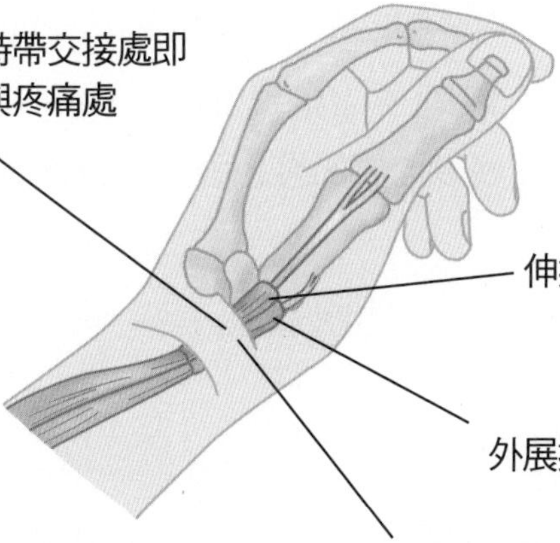

小哥呈現被嚇到的表情，物理治療師接著說：「剛剛測試下來也覺得你兩手的握力都明顯偏弱，有一些緊繃的狀況，等一下會幫你做治療跟教你做些運動。」

做了超音波治療和深層按摩後，小哥再試著動了動手：「怎麼那麼厲害，做完之後痛少多了耶！」

「超音波是一種深層的熱療，確實可以讓你有立即的舒緩效果，回家後若再發生疼痛可以自己冰敷，一次約

10–15 分鐘，另外還要加上運動，才能夠根本的治療你的狀況。」治療師交代：「你現在是急性期，要減少大拇指的過度負擔，盡量減少一些會讓你感覺疼痛的動作，譬如說擰乾毛巾，提過重的東西，長時間以手持的方式拿平板或是長時間滑手機，都會讓發炎的狀況越來越嚴重。」

小哥發現媽媽凌厲的警告眼光，像萬箭齊發般射過來。

物理治療師拿了張衛教單給小哥——

急性期的運動

媽媽手急性期的運動，可以從大拇指肌肉的放鬆，及維持大拇指的活動度開始進行，急性期的運動，持續做大約 4 個禮拜左右，或是做這些運動都不會感覺到不舒服了，就可以開始進一步的肌力訓練。

－大拇指肌肉的拉筋放鬆－

1

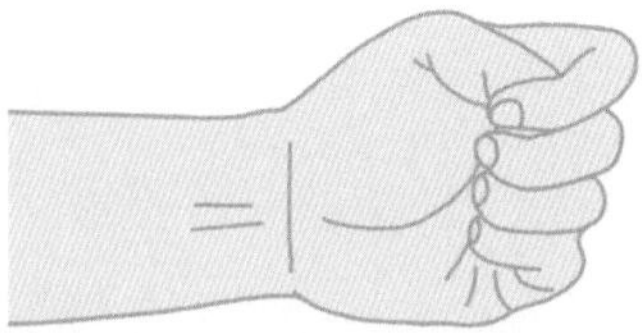

- 手放在身體的前方，讓大拇指朝向天花板。
- 保持同樣的姿勢，大拇指彎曲，讓其他四指包住大拇指並握拳。

2

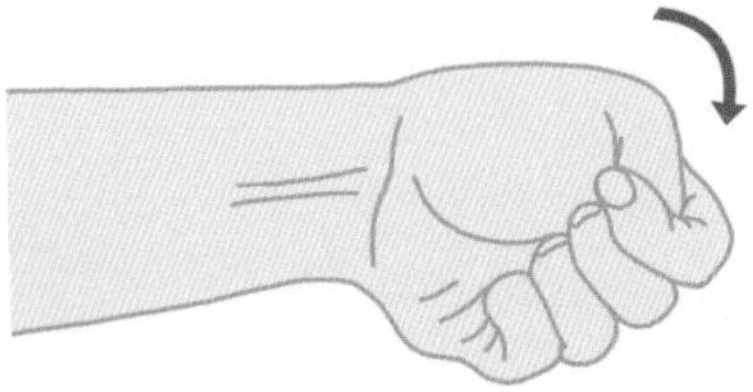

- 接著讓拳頭往地面，慢慢地向地板的方向下拉，記得在動作的過程中不要感覺痛，應該只有緊緊的感覺。
- 一天 3 次，一次 10 下，一下停留 10 秒鐘。

－大拇指外展的活動度－

1

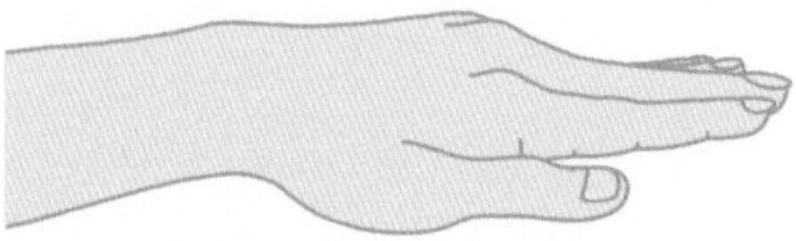

- 手放在身體的前方，讓手掌朝下跟地板平行。
- 大拇指在食指下方，此爲起始動作。

2

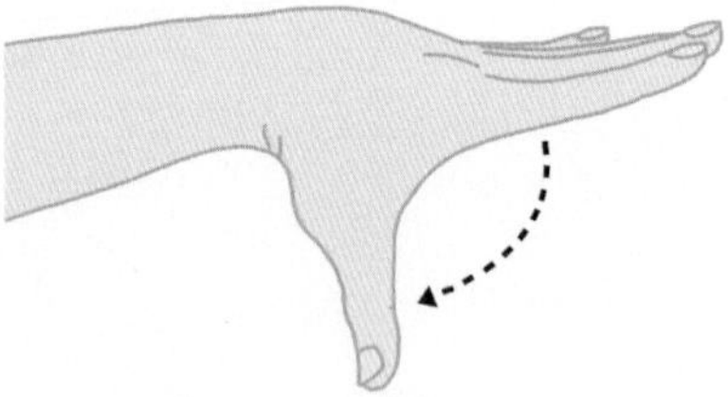

- 大拇指朝向地板的方向慢慢打開遠離食指，最後與食指呈 90 度。
- 讓大拇指再慢慢地回復原來的位置。
- 一天 3 次，一次 10 下，一下停留 10 秒鐘。

－大拇指伸直的活動度－

1

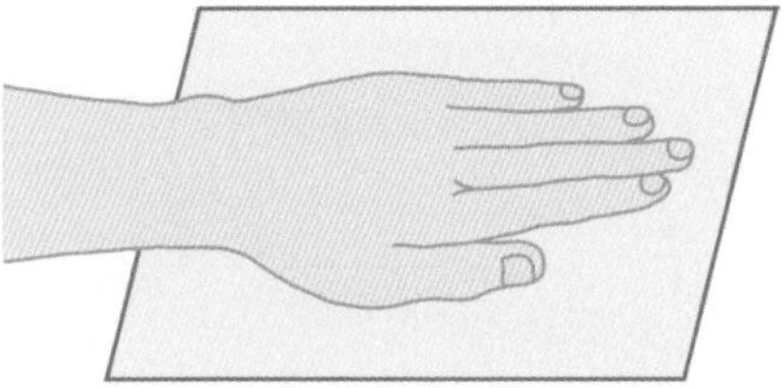

- 手平放在一個平面上，讓大拇指與其他四指併攏，皆接觸在平面上。

2

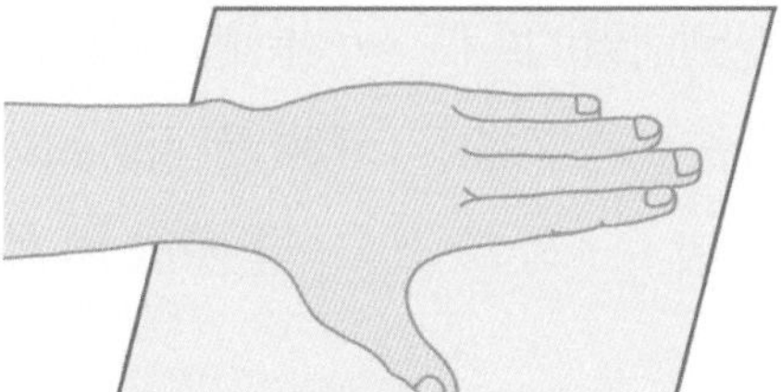

- 大拇指慢慢地離開食指，打開到底。
- 再慢慢地把大拇指合起來靠到食指旁邊。
- 一天 3 次，一次 10 下，一下停留 10 秒鐘。

－手腕、手指屈肌的拉筋放鬆－

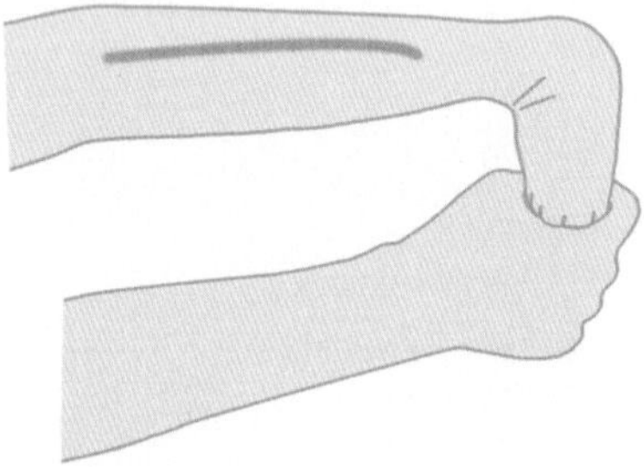

- 把手放在身體的前方，手肘伸直，手掌朝天花板。
- 另一隻手抓住患側手指處，往地板的方向拉緊。
- 要感覺到前臂的內側（小指側）有緊緊的感覺，記得不要拉到有疼痛感；再慢慢回復原位。
- 一天 3 次，一次 10 下，一下停留 10 秒鐘。

- 當讀者朋友在本書插畫上，看到這顏色的線條或色塊，代表的是在做這項運動時，應該能感覺到被運動到的肌肉部位，是會有反應的。

－手腕、手指伸肌的拉筋放鬆－

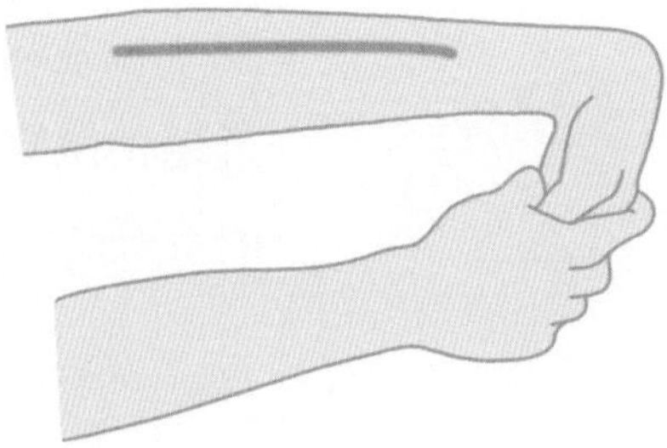

- 把手放在身體的前方，手肘伸直，手掌朝地板。
- 另一隻手抓住手背處，往地板的方向拉緊。
- 要感覺到前臂的外側（拇指側）有緊緊的感覺，記得不要拉到疼痛；再慢慢回復原位。
- 一天 3 次，一次 10 下，一下停留 10 秒鐘。

－大拇指外展肌的阻力運動－

1

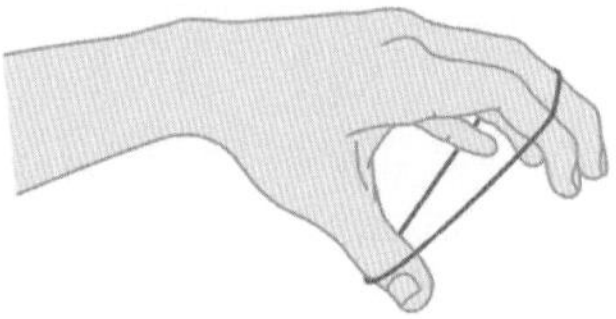

- 將手指遠端指節伸直，近端稍微彎曲，讓其他的手指頭都微微打開。

2

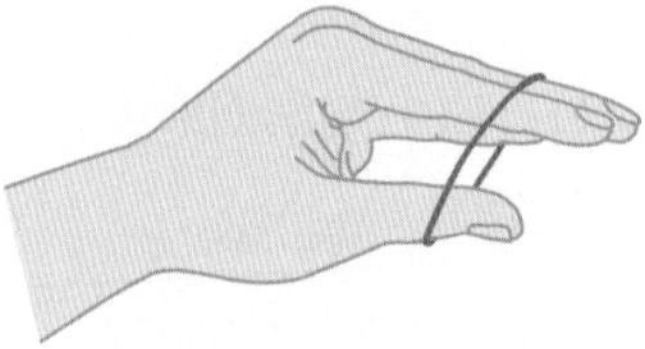

- 拿一條橡皮筋，圈住大拇指與其他四指，橡皮筋會提供阻力。

3

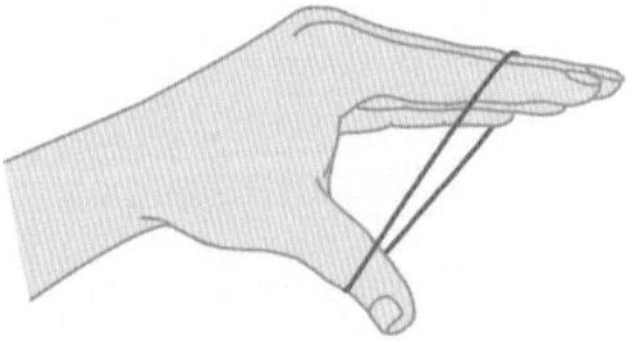

- 慢慢把大拇指朝遠離食指的方向打開，感覺到大拇指的肌肉有收縮的感覺，盡可能打開與食指呈現直角；再慢慢回復原位。
- 一天 3 次，一次 10 下，一下停留 5 秒鐘。

－握力訓練－

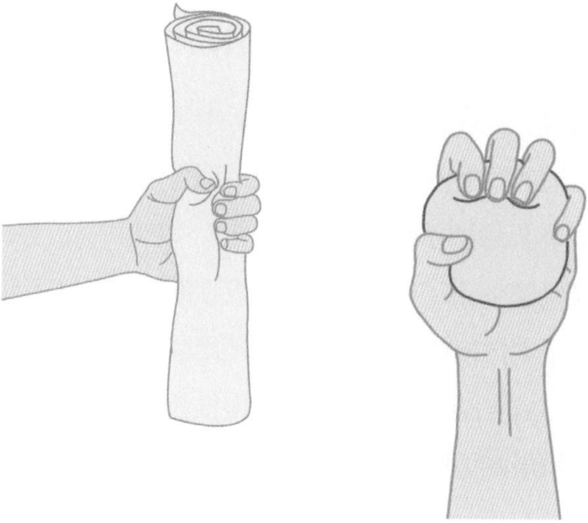

- 手拿毛巾捲或是海綿球。
- 把手裡的毛巾捲或是海綿球用力抓緊直到凹陷，並感覺到手指頭有在用力；再慢慢回復原位。
- 一天 3 次，一次 10 下，一下停留 5 秒鐘。

● 若覺得握海綿球或毛巾捲太輕鬆，也可以買專用的握力器來練習，但請詢問治療師，適合你需要的重量。

……物理治療中心的特別交代……

「媽媽手」其實就是在日常生活中過度使用大拇指而造成的結果，不論男女或任何年紀，都有可能會發生。

近年來智慧型手機幾乎人手一支、平板的普及率增加，連職場都少不了要用到 3C 通訊設備，因而在不知不覺中增加了大拇指的負擔。不斷的使用該類產品，或是錯誤的使用方式，讓大拇指呈現一種慢性發炎的狀況，也是造成此一情形的原因之一。

一般人要注意的原則

- 當自己發現有不舒服的症狀時可以先從簡單的拉筋放鬆及簡單的肌力訓練開始練習。
- 若忽然有劇烈疼痛，可以先以冰敷的方式舒緩，一次 10–15 分鐘，每兩小時冰敷一次，若疼痛的感覺還是持續，就要去找醫師。
- 平時多注意工作姿勢，盡量不要持續長時間從事讓自己身體負擔過大的動作。

- 培養運動習慣，依自己的能力選擇有興趣的運動，運動前後切記暖身運動及收操的重要性。
- 日常生活或工作中，盡量避免拇指長時間、經常重複性的動作。

媽媽或嬰兒照顧者，要注意的原則

- 無論單手或雙手抱嬰兒時，盡量讓五指拼攏，手掌、手腕呈水平狀，平均分攤嬰兒的重量，可避免嬰兒重量只由虎口及大拇指承受。
- 哺育母乳以及乳房按摩時注意不要過度使用拇指，或是持續太久。

對於 3C 用品成癮者，要注意的原則

- 盡量減少手持平板的機會，讓平板放在桌上或用支撐架架住，減少因長時間拿平板所造成的負擔。
- 滑手機或平板時，謹守使用 30 分鐘後必須讓自己休息 5–10 分鐘的原則，休息時記得多做些拉筋放鬆及肌力訓練。

林家德 / 文

都是滑鼠惹的禍

魏姐姐從小就是非常積極認眞的人，進入職場後，雄心壯志讓她成爲充滿活力幹勁的外商銀行粉領新貴，業績掛帥的升遷、龐大的業務，讓她時常長時間坐在電腦前，關注全球金融市場的風吹草動，爲客戶的投資把關。

最近三個月來，魏姐姐常感覺右手麻麻脹脹的，手掌的觸覺好像隔了一層薄紗，麻木感會在夜裡加重，睡到半夜的時候，常常因爲手的麻、痛，而醒過來，睡眠受到嚴重干擾。每天上班操作電腦滑鼠時，不舒服的症狀更加嚴重，每次都得不斷地甩手，才能使麻痛感消退。

「請假去看個醫生吧？」經過的副總，看魏姐姐最近三不五時就皺眉甩手，停下腳步詢問。

「還好吧？應該是我最近太忙了。」

「以我被物理治療師老婆薰陶二十多年的經驗直覺，

還是先去找醫生看看準沒錯。」看魏姐姐似乎還無動於衷，副總臉色一凜：「人才是公司最大的資產，我可不希望公司的傑出同仁，漠視自己的健康。」

魏姐姐只好下午請假去醫院報到。

一坐進診間，不等醫生問，魏姐姐搶著說：「醫生，我的右手不知道爲什麼又麻又痛，常常發現大拇指、食指和中指觸覺鈍鈍的，而且手腕彎曲或是使用滑鼠的時候，還會引起很不對勁的手麻。」

「這種情況有多久了？」

「大概三個月了，我也不記得是什麼時候開始的，只記得剛開始不對的時候，只是偶爾會麻，所以也不太在意。後來情況越來越嚴重，晚上睡覺時就會又麻又痛，我常常被麻醒，常常要起來甩手，才會覺得好一點，根本沒辦法好好睡！」

「來，把妳的手給我看看。」醫生用反射槌輕輕地敲了敲魏姐姐的手腕掌側處：「有什麼感覺？有不舒服嗎？」

「大拇指、食指和中指更麻了，好像被電到一樣。」

「那妳現在學我做出這個動作，維持三十秒到一分鐘，看看會不會誘發不舒服的痠麻感覺。」

● 醫生讓魏姐姐雙手手背自然下垂互抵，手腕彎曲呈 90 度的姿勢。

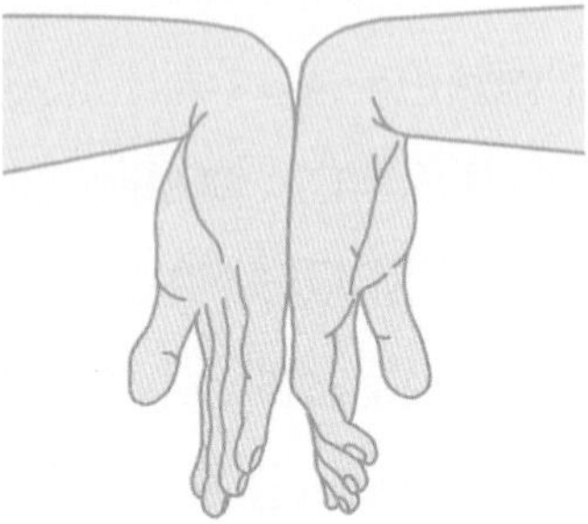

「好麻喔，做這個動作會讓平常不舒服的感覺加重！」

「應該是腕隧道症候群，我幫妳安排神經傳導檢查，來做更進一步確定診斷。」

「什麼是神經傳導檢查？很麻煩嗎？」魏姐姐緊張了。

「神經傳導檢查是利用非常細微的電流，刺激正中神經，藉以評估神經的反應以及受傷程度。原理可以用高速公路的交通狀況來比喻，就好像高速公路塞車時，行車速度會降低；同樣地，正中神經在手腕處被壓迫時，神經的傳導速度就會下降，如此一來，就可以診斷出腕隧道症候群了。但是，即使神經傳導檢查是目前診斷腕隧道症候群的最好方法，仍有 5% 到 10% 的患者，因尚在疾病初期，神經壓迫程度輕微，神經傳導速度可能尚未變慢，而無法偵測出神經傳導的異常喔！」

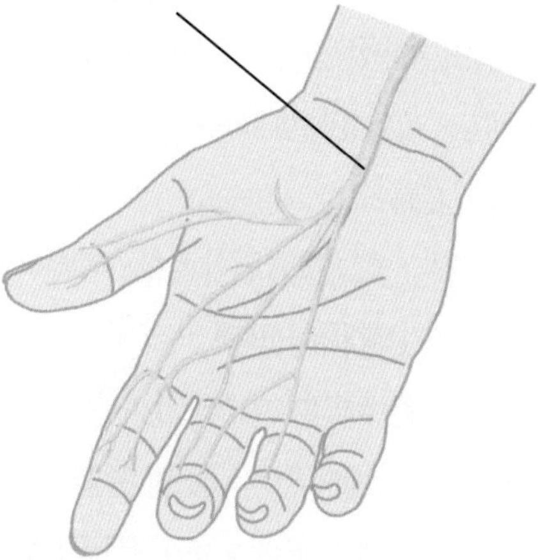

醫生繼續解釋：「手腕的掌側，由下方和兩側的腕骨與橫腕韌帶所構成的管狀區域，看起來像個隧道，所以稱之爲腕隧道。在這個小小的隧道中，有一條神經和九條肌腱通過，這條神經叫正中神經，它的功用是掌管手掌的動作和支配手掌、大拇指、食指、中指及一半的無名指（即三指半）的感覺。如果這條神經發生問題，就會影響到整個手掌的動作和感覺了。」

「腕隧道症候群，則是因肌腱長期重複使用而發炎腫脹，或腕骨的相對位置改變，造成隧道空腔變小，使得正中神經受到壓迫而產生的症狀。通常發生在需重複手腕動作的人身上，像是機械技工、打字員、長時間坐著使用電腦的白領上班族，及家庭主婦等。尤其好發於慣用手，症狀會因為工作而加劇。」

聽醫師一解釋，魏姐姐恍然大悟：「喔，難怪，我的工作就是得整天坐在電腦前面啊！」

「早期的腕隧道症候群，會產生三指半會麻木、疼痛等，症狀通常會出現在睡覺中，使患者無法安眠；再拖下去，症狀逐漸在白天也會出現，而且因重複的手腕動作而逐漸加重，病人常需甩手來去除麻痛感。常常當患者從事過多手腕、手掌屈或背屈的活動後，症狀還會加重，例如罹患此症的機車族，加油門的動作也會讓症狀變得更嚴重。」醫生接著說：「到了中期與後期時，麻痛感會向上放射延伸到前臂，甚至肩膀處，手指的感覺會變得不靈敏，並且大拇指基端的肌肉，也會明顯萎縮減退，導致患者有時連拿東西也會拿不穩、不由自主地滑落。」

看魏姐姐越聽眉頭越打結，醫生邊開處方箋邊對魏姐姐說：「等下先去找物理治療師，他們會幫妳治療並且告訴妳日常生活注意事項，及如何預防再發。」

當物理治療師再次評估了魏姐姐的症狀後，決定幫她做蠟療與手腕骨鬆動術。魏姐姐好奇的張大了眼，看熱過的蠟一層層的包裹在手上：「不會燙到喔？」

「放心，蠟療就是利用熱效應來改變組織生理特性，包括組織溫度升高，代謝率增快，及結締組織的黏彈性改變，這些都能有效降低肌肉僵硬，改善關節活動度等。等下我接著幫妳做些手腕骨鬆動術的治療，目的是用來增加腕隧道的空間，減少正中神經所受到的壓迫。」

療程告一段落，物理治療師問：「現在動動看看，有沒有好多了呢？」

「嗯、好厲害喔！你只是稍微動一動我的手腕，就輕鬆好多喔，平常手的麻、痛不舒服感覺，減緩不少了。」

「雖然妳現在好多了，我還要帶妳做三個運動治療，而且妳回家後，還要每天認眞的自己做，才能有效持續性的減緩症狀，避免再發喔。」

魏姐姐認眞的學習「掌部肌腱滑動運動」、「掌部正中神經鬆動術」、「全手臂正中神經鬆動術」這三個物理治療運動後，感覺症狀明顯改善。

「請問我回家之後，有需要注意些什麼？以避免麻、痛的發作嗎？」

「妳應該要去除日常生活當中，可能的誘發因子，譬如改善工作環境的桌椅或電腦擺置的高度，減少腕部不當的姿勢及重複性動作，包括減少需要手不停操作的工作。若實在無法改善外在環境，也可用特製的手腕護具，避免手腕過度的伸展或屈曲，並減少手腕的活動量、減少正中神經的壓迫，以降低手腕局部的發炎與疾病的惡化。但是白天使用這些護具時，需注意每兩個小時需拿下來休息半個小時，做些腕部關節活動運動，以免造成末端肢體循環不好，以及腕關節活動度的減少。」

－掌部肌腱滑動運動－

這個運動由 9 種不同的握拳方式，促使手腕部肌腱在腕隧道中活動得更順，達到減少肌腱沾黏的效果。

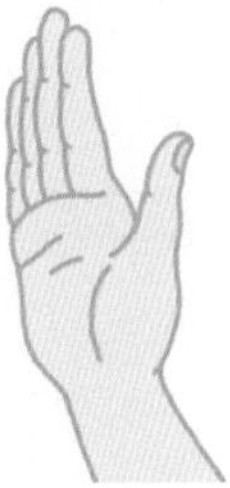

1 口訣：打開。

手指伸直併攏。

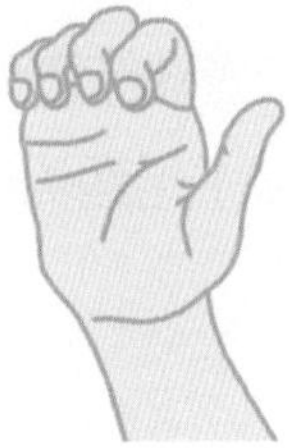

2 口訣：小鉤。

手掌與手指交接處關節保持伸直，近端與末端手指關節彎曲緊扣，呈小鉤貌。

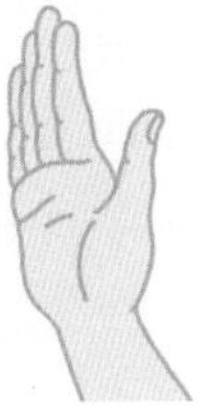

3 回復動作 **1**。

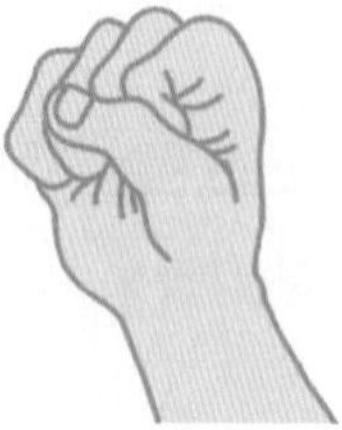

4 口訣：握拳。

五指用力緊握，呈握拳。

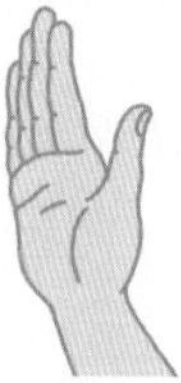

5 回復動作 1。

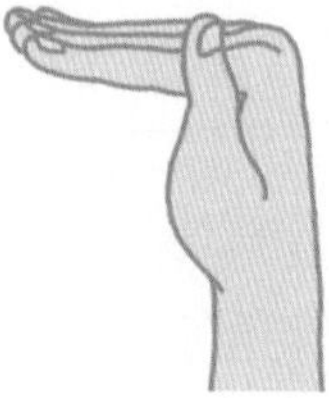

6 口訣：蓋子。

手掌與手指交接處關節彎曲 90 度，近端與末端手指關節保持伸直，呈蓋子狀。

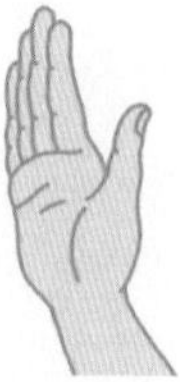

7 回復動作 1。

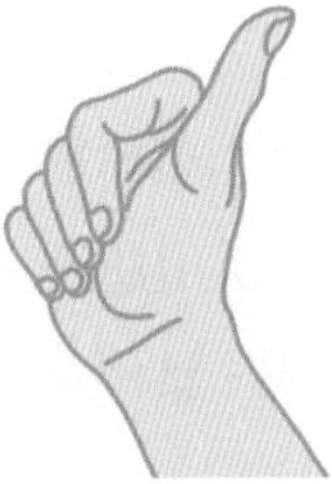

8 口訣：大鉤。

手掌與手指交接處，關節彎曲90度，近端手指關節也彎曲90度，末端關節保持伸直，呈大鉤狀。

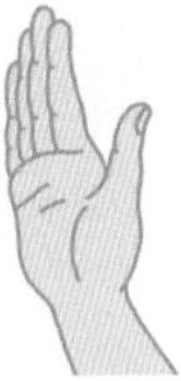

9 回復動作 **1**。

● 每次需依序由動作1–9，進行手指關節彎曲動作，做完整1–9，才能算做完一整組的「掌部肌腱滑動」運動。

－掌部正中神經鬆動術－

讓正中神經在腕隧道中活動得更平順，這組連貫動作1–5，爲一完整的正中神經鬆動術。執行這項運動過程中若有產生不適感，或是運動之後疼痛加劇，請停止運動並詢問專業物理治療師。

1

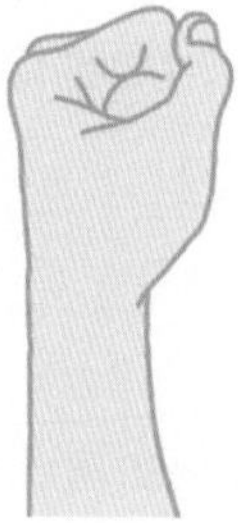

- 手腕保持在正中位置，手指與拇指彎曲握拳。

2

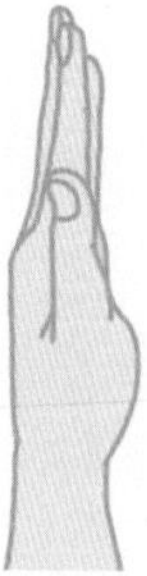

- 手腕保持在正中位置，手指與拇指倫併攏。

3

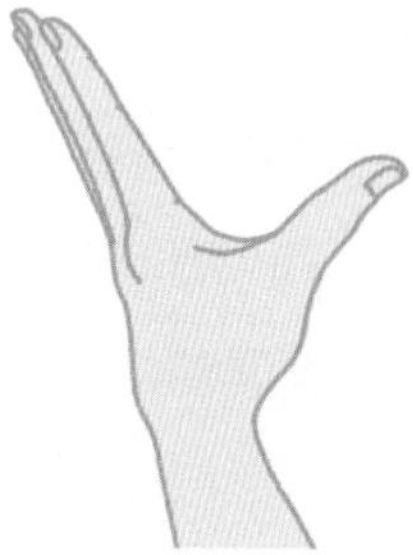

● 手腕保持在正中位置，手指與拇指伸直，拇指垂直外展打開。

4

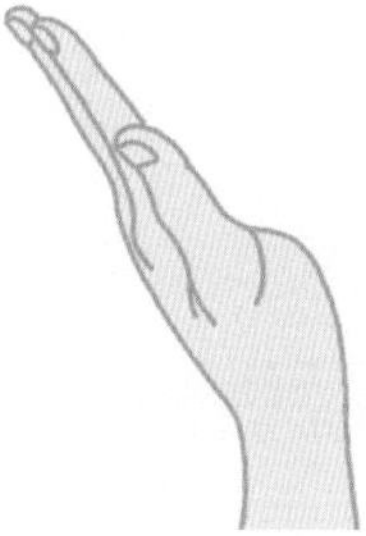

● 手腕、手指與拇指同時往手背方向抬起伸展。

5

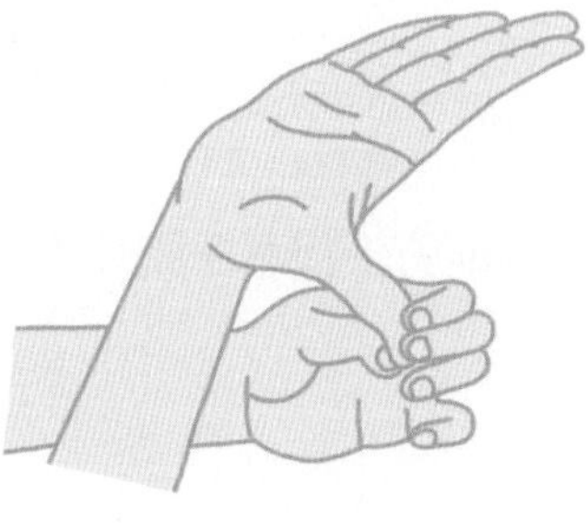

● 與動作3的動作相同，但用另一手將拇指向外展方向做牽張動作。

－全手臂正中神經鬆動術－

連貫動作 1–3 爲一整組正中神經鬆動術。執行此運動過程中應以不疼痛爲原則，此外，可以將頭部向對側側傾增加鬆動強度。若有產生不適感，或是運動之後疼痛加劇，請停止運動並詢問物理治療師。

1

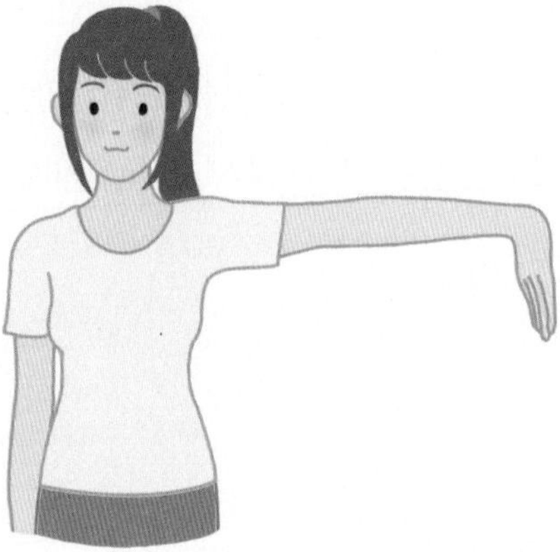

- 手臂平舉，手肘伸直掌心向前方，接著手腕往手背方向伸展。

2

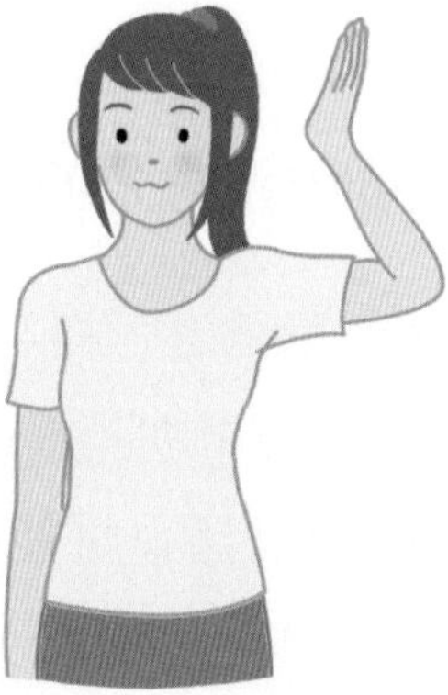

- 手臂平舉，手肘彎曲，同時手腕保持往手背方向抬起伸展。

3

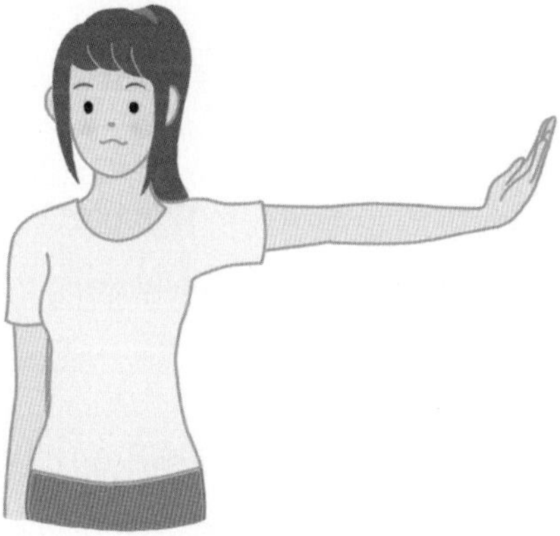

- 回復手臂平舉，手肘伸直，同時手腕往手掌側方向屈曲。

……物理治療中心的特別交代……

建議已出現輕微「腕隧道症候群」症狀的民眾，先找醫師與物理治療師，可經由物理治療有效緩解局部疼痛，病患也必須配合進行手部運動，才能更有效的治療病症以及避免症狀復發。腕隧道症候群情況嚴重時，則可能需要開刀治療。

腕隧道症候群的預防

- 減低重複性的手部操勞，避免同一姿勢握住東西太久。
- 若有需要手部用力反覆的動作時，宜將速度減慢。
- 加強特定的手部和前臂的肌肉力量，減少不正確手腕姿勢的肌肉代償。
- 養成利用雙手轉換或輪流工作的習慣，適度的讓雙手休息。

建議已出現輕微症狀的民眾，先找醫師與物理治療師，可經由物理治療有效緩解局部疼痛，此外病患也必須配合進行手部運動，才能更有效的治療病症以及避免症狀復發。

長期每天長時間使用電腦的電腦族，如果加上坐姿不良，在操作鍵盤或滑鼠的時候將手腕掌側直接壓靠在桌面上，會造成腕隧道被壓迫，導致腕隧道症候群的發生。應該讓手腕與前臂保持自然平行狀態（如下頁插圖使用鍵盤與滑鼠的姿勢虛線所示），避免讓手腕長久處於下垂、上抬或扭轉的姿勢。

正確使用鍵盤手勢

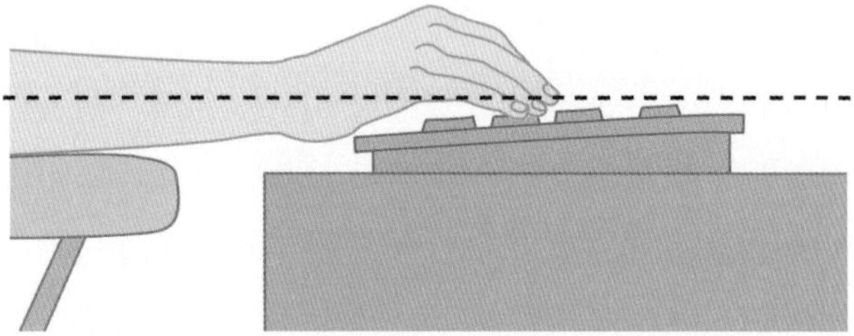

正確使用滑鼠手勢

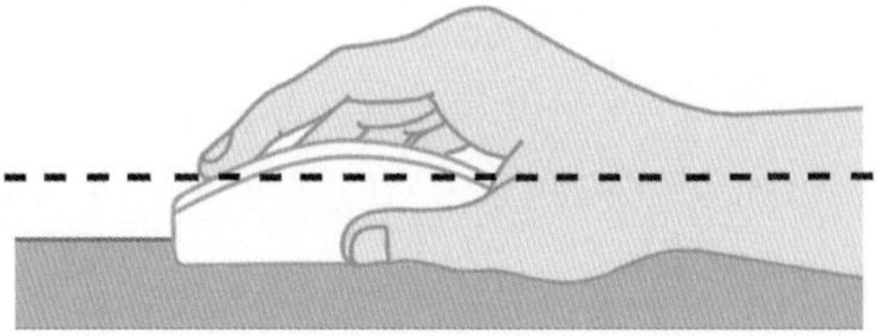

陳君豪 / 文

不良姿勢引發的肩頸僵硬痠痛

忙碌的上班日，此起彼落的電話鈴聲交錯著敲擊鍵盤聲，放眼望去，大夥兒兢兢業業，各自在崗位上埋頭處理手邊公務。

「快，要開會了。」葉爸邊清點文件，邊提醒隔壁同事老王：「嘿，你的臉都快貼到螢幕上了，小心傷眼。」

老王推了推眼鏡，拉回前傾的頭，端正一下坐姿，用滑鼠點擊列印鍵後，匆匆走向印表機還不忘回頭對葉爸抱怨：「一專心處理公事，哪顧得了坐姿對不對？常常都是下班回家，一放鬆，才發現肩頸僵硬痠痛，幸好動一動後就舒服多了。」

冗長的會議總算在午休時間不得不先告一段落，葉爸才想從座位上起身，突然感到肩頸不但硬梆梆、卡卡的，還痠痛難耐，只能先慢慢的轉動頸部，儘管都放慢動作了，還可以聽得到骨頭喀啦喀啦的聲音。

嘆口氣，葉爸心想到底是不得不服老，還是趕時髦也招惹上電腦症候群的肩頸僵硬與痠痛？最近肩頸不舒服越來越明顯，有時大半天忙下來，一直盯著電腦整理報告，起身去上廁所時，覺得連兩手也沒什麼力氣了。

原本葉爸、老王覺得自身的肩頸問題是年紀大的關係，卻發現連年輕同事也會抱怨手麻、肩頸痠痛，還相約下班後去按摩。老王悄悄告訴葉爸：「我聽阿珠課長說，她上高中的兒子迷線上遊戲，迷到去做物理治療，可見這電腦症候群跟咱們年紀沒多大關係。」

看老王釋懷的偷笑，葉爸也點頭認同：「上下班坐捷運轉公車，看看車廂裡那些年輕人，不管是站著坐著，不管行車間顛簸難免，頭也不抬，手指拚命的滑來滑去，只怕他們和我們一樣，也有肩頸痠痛問題。」

老總的秘書在趕完年度計畫後，疲憊的向老總提議：「下個月員工大會，請個物理治療師來演講吧，這陣子拚下來，在公司走到哪都聽到同仁說忙到肩硬手麻、腰痠背痛的，讓物理治療師來教教大家，做哪些運動可以減輕這些問題吧。」

坐，眞的要有坐相

長時間固定同一個姿勢容易讓肩頸僵硬痠痛，原因是肌肉一直處於用力緊縮的狀態，影響血液循環功能，使得神經傳遞疼痛訊號到大腦，進而引發疼痛，長期下來，還可能引起頭痛，所以上班時的坐姿就特別重要。

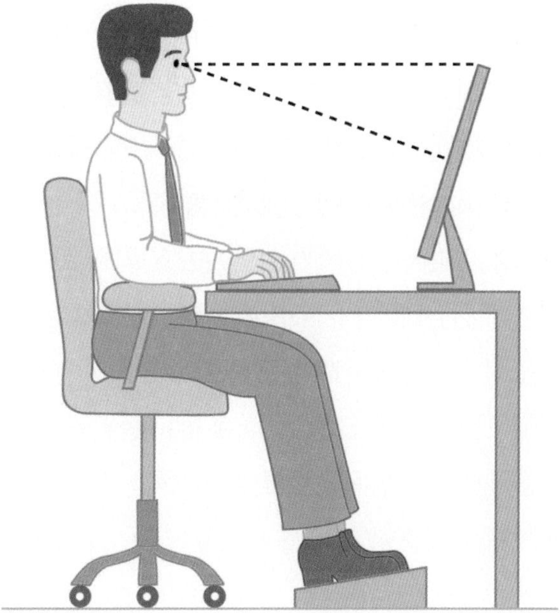

坐姿請注意

- 眼睛水平線與眼睛到螢幕中心之間的夾角，稱爲視線角度；建議視線角度約向下 15 度，同時讓螢幕和視線呈 90 度爲佳，也就是螢幕稍微向上仰，並擺放在視線的正前方，若放在桌面的左前或右前方，工作時頭必須要轉向一邊，容易造成肩頸僵硬痠痛。
- 兩手肘的高度，應該要與桌面或鍵盤等高，讓雙肩自然垂放，手肘下要有支撐；若鍵盤或桌面太高，打字時雙肩會聳起，時間一長，痠痛難免。
- 隨時保持抬頭挺胸，別讓頭離螢幕越來越近，這樣肩頸的肌肉都必須更加出力去支撐頭部的重量。
- 臀部要坐到椅子的最深處，讓背輕鬆靠在椅背上，並用毛巾捲或是背靠墊，塡滿腰部和椅背之間的空隙，目的是要支撐腰部，並維持適當的腰椎曲度，避免腰部懸空而使腰椎受力過大。
- 雙腳請自然放於地面或是腳踏板上，膝關節彎曲 90–100 度。

許多長坐電腦前的上班族，常不自覺的兩肩聳起，頭一直往螢幕靠近，每天都維持這錯誤姿勢，即使常花錢去按摩也無法根絕僵硬痠痛。面對這樣的痠痛，物理治療師建議讀者朋友們，有空便可以做做以下的運動，重點是要持之以恆的做，若等到僵硬痠痛到無法忍受了才做，便事倍功半、緩不濟急了。

伸展運動與肌力訓練

長時間維持錯誤姿勢，如頭部向前傾、雙肩聳起、駝背等等，都容易讓肩頸部的肌肉僵硬痠痛，因此應該要做反向的伸展；而肌肉要能有足夠力氣才能幫助身體維持良好姿勢，所以需要做肌力訓練。

－伸展頸部後方肌肉－

做這個運動前，必須先挺胸並縮下巴，維持好這個姿勢來做運動。

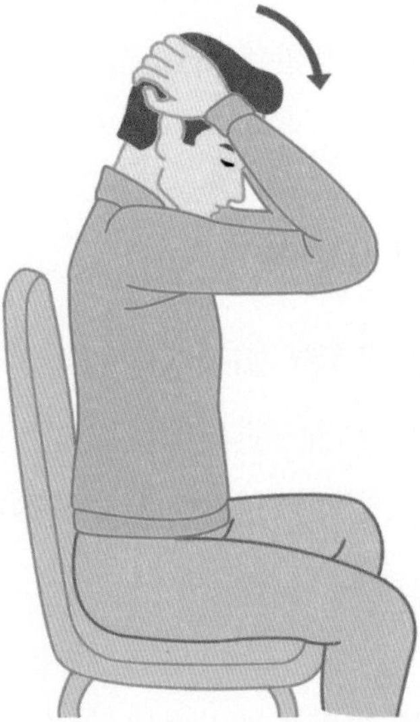

- 雙手交握擺放於後腦勺，雙眼往下注視地面。
- 兩手稍微出力，將頭向下帶，覺得頸部後方的肌肉有拉緊的感覺，停留伸展 10 秒。
- 回復雙眼注視正前方的直立姿勢放鬆 10 秒，重複 10 次，一天 3 回。

－伸展頸部側邊肌肉－

在做伸展頸部肌肉群的運動前，必須先將頭部位置調整回來，抬頭挺胸微縮下巴，才伸展得到僵硬的肌肉，事半功倍！

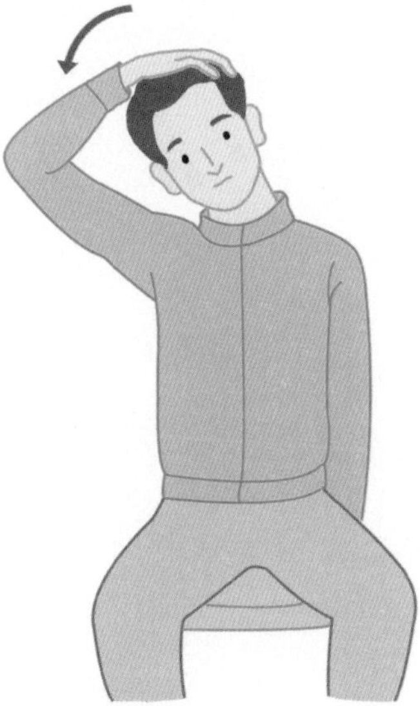

- 先挺胸並縮下巴。
- 要伸展頸部左側肌肉時，將左手扣住椅子的邊緣，頭側向右邊，利用右手將頭輕輕帶往右邊肩膀。在

有輕微緊繃感時停留 10 秒，回復直立姿勢放鬆 10 秒，重複 10 次，一天 3 回。

- 若是想伸展偏左側後方的肌肉，可以加上轉頭、眼睛看向右邊地面的動作，在有輕微緊繃感時停留 10 秒，回復直立姿勢放鬆 10 秒，重複 10 次，一天 3 回。

－牆角運動－

這個運動可以放鬆胸肌；因爲駝背會讓胸肌縮短，胸肌一縮短，肩膀及背部肌肉就會痠痛，將肩膀打開做挺胸的動作，頭部回到正中的位置，可分散壓力。

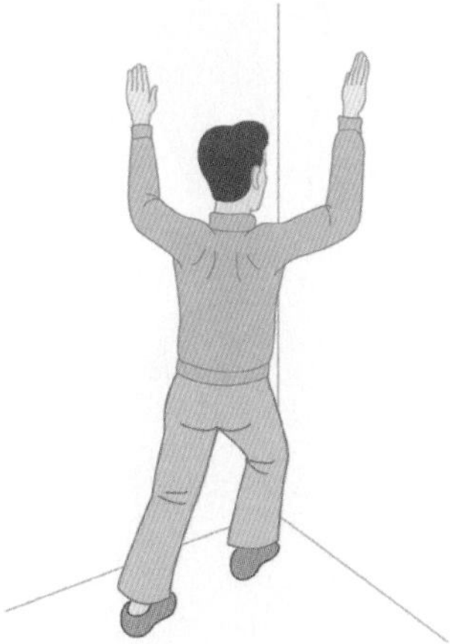

- 利用牆角，將雙手與前臂平貼兩側牆壁，兩邊手肘略高於肩膀，站弓箭步。
- 當前腳膝蓋微彎時，會將身體向前壓向牆角，可以感受到前胸與肩膀前側的伸展。
- 在有輕微緊繃感時停留 10 秒，放鬆 10 秒，保持順暢的呼吸，重複 10 次，一天 3 回。

－繞肩運動－

這個運動可以讓緊繃的肩頸肌肉在出力、放鬆的過程中，增加血液循環，達到舒緩的效果。

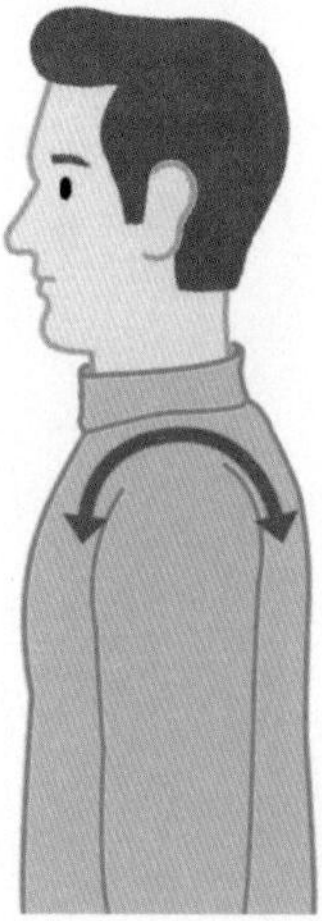

- 將雙肩向後轉繞動，連續繞動 10 次。
- 再向前轉繞動，連續繞動 10 次，一天 3 回。

－肩胛肌肌力訓練－

這個運動是將肩膀打開做挺胸的動作，訓練肩胛骨周圍的肌肉力量，使得姿勢能自然維持挺胸，頭部回到正中的位置，分散壓力。

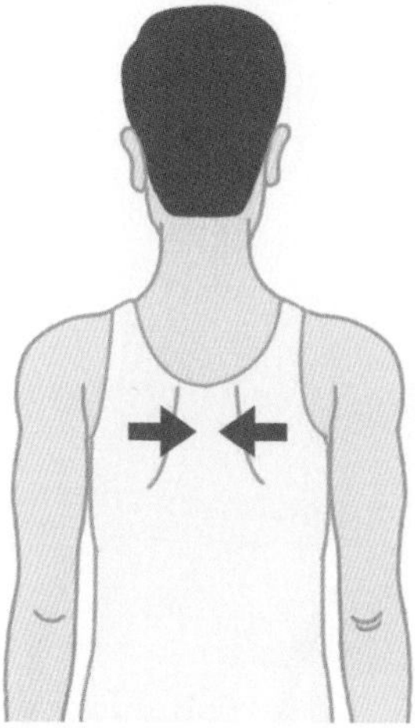

- 上背部兩片骨頭叫肩胛骨，是台語俗稱的飯匙骨。
- 將兩側肩胛骨向脊椎中央夾緊，帶出挺胸的動作，停留 10 秒，保持順暢的呼吸，放鬆 10 秒。
- 做運動時可以感受上半身和胸部的擴張；重複 10 次，一天 3 回。

—肩胛肌進階肌力訓練—

彈力帶有不同顏色來區分不同的阻力（見附錄），可在醫療器材行買到。也可以用絲襪或是多條橡皮筋，串起來取代彈力帶。至於長度大概和兩手臂張開一樣即可。

1

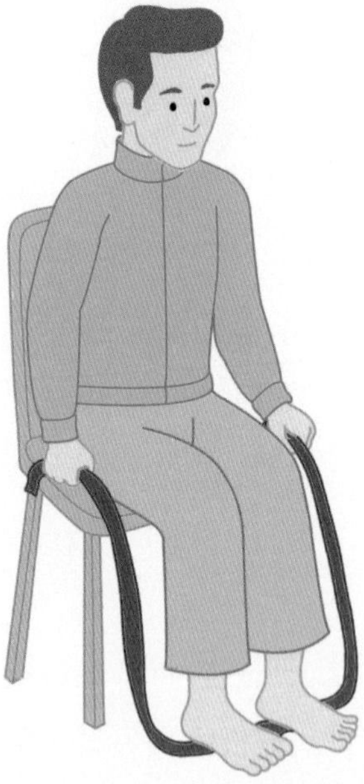

● 坐在椅子上，將彈力帶繞過腳底，用腳踩住，兩手握住彈力帶兩端。

2

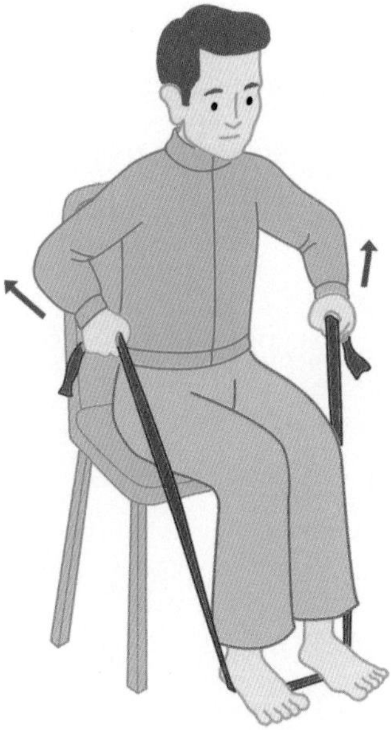

- 利用兩手將彈力帶向後拉的動作，帶出肩胛骨向後夾緊出力，停留 10 秒，放鬆 10 秒，重複 10 次，一天 3 回。

- 做此運動時，手腕和手應該放輕鬆，主要是肩胛骨向後夾的動作。

有氧運動

上班族因長時間維持同一姿勢，使得肌肉處於用力緊縮的狀態，阻礙血液循環功能，使得神經傳遞疼痛訊號到大腦，引發一連串疼痛，因此建議進行全身性的有氧運動，不僅能促進血液循環，且能放鬆肌肉，改善因長時間工作而產生肌肉緊張僵硬的問題。

如何開始運動

可選擇的運動項目包括：健走、慢跑、游泳、爬樓梯、有氧舞蹈、騎腳踏車等等。可依個人喜好或習慣來進行。

運動的強度

當我們在試算運動的強度時，可以用預期最大心跳數（指個人在生理條件限制下，所能達到的每分鐘最大心跳次數）來推算運動時每分鐘的心跳速率，公式如下：

- 預期最大心跳數＝220 減去年齡歲數。
- 運動時每分鐘的心跳速率＝（60% – 85%）乘以預

期最大心跳數。

舉例來說，像葉爸爸是55歲的中年人，預期最大心跳數是每分鐘165下（220減去55歲＝165下）。葉爸爸運動時的理想心跳速率，就是每分鐘99到140下之間。

另一種方法是以疲累程度來看，運動強度大約爲「有點累，但還算輕鬆」；或是「有點喘，但還可以說話」的程度。

運動的持續時間

一般來說，約30分鐘爲佳，或是一次10分鐘，一天3次，累積總計到30分鐘。

運動的頻率

一週3–5次，每次運動前切記要做暖身運動，運動後也要記得做收操緩和運動。

……物理治療中心的特別交代……

現代人生活多以坐姿爲主，生活步調快、工作壓力大，常常犧牲自我的運動時間，加上錯誤姿勢及不良的生活型態，長時間下來，痠痛、失眠等等問題都會找上門來，等到病痛纏身，才開始健康生活就來不及了。現在開始養成健康生活型態，培養運動的習慣，只要有心去落實：

- 工作每 1–2 小時就起來活動一下，避免維持同一姿勢過久。
- 善用休息時間做伸展運動及肌力訓練。
- 做伸展運動時，拉到些微緊繃即可，請別做晃動式拉筋，避免傷害。
- 每周 3–5 次，每次 30 分鐘的有氧運動，增強心肺耐力、促進血液循環，並放鬆緊繃的肌筋膜。

預防勝於治療，養成良好的姿勢與生活習慣，才能向肩頸痠痛說掰掰！若是長時間的痠痛累積，已經影響日常生活功能，建議到醫院做進一步的檢查和治療，除了藥物、注射外，可由醫師轉介給物理治療師，給予評估、治療與生活建議，避免疼痛再發。

黃敏瑄 / 文

第二章

要運動不要傷害

運動前的暖身怎麼做

秋高氣爽天。

這天下午，全家人一起到河濱公園慢跑，一向是急性子的阿弟，大夥都還沒走到操場，他便迫不及待地衝到跑道上大喊：「看我的，今天我一定要一次跑完 5000 公尺！」

「阿弟，先暖身一下再開始跑！」

「不用啦，我在學校每天都有在練跑步，安啦！」

20 分鐘後……

阿弟跌坐跑道旁：「唉呦，我的小腿好痛、抽筋了啦！」

「剛不是叫你要先暖身嗎？愛現嘛，自討苦吃了吧？」趕過來的姊姊不忘趁機揶揄一下阿弟。

「幫我一起扶阿弟先到樹陰下休息吧，秋老虎天熱，要他多喝水，他還嫌我囉唆，這下也算是給阿弟一個運動前不暖身的教訓。」爸爸和姊姊扶著只敢用一腳跳的阿弟。

看阿弟痛到齜牙咧嘴，媽媽好心疼：「要不要叫 119 送急診啊？」

「有人小腿抽筋送急診的呦？太丟人了吧？」阿弟自己都覺得媽媽在搞笑。

姊姊靈機一動：「媽，妳不是說樓下新搬來的鄰居李太太，是教學醫院的物理治療師嗎？要不然先去請教她。」

一行人只好打道回府。

「這些聽起來頂複雜的，我看阿弟明天跟學校請半天假，我就帶他去李太太任職的醫院看個門診吧。」

李太太接到媽媽的求教電話，很乾脆地說：「我上來幫阿弟先看看。」

在李治療師仔細檢查後。

「阿弟這應該是因爲運動前暖身做得不夠，加上今天的天氣比較熱，水分及電解質補充也不足，導致他的小腿肌肉抽筋。」

「這種狀況常常發生在高溫環境下而且又從事劇烈運

動時，因爲過度流汗而導致肌肉內鹽分與水分的失調。假如以後自己或旁人不小心又發生肌肉抽筋，記得必須立刻帶到蔭涼處休息，補充水分和電解質運動飲料，輕柔地伸展肢體並按摩抽筋部位，疼痛症狀應該就會慢慢下降了。」

面對眾人眼光，阿弟不好意思地猛抓頭。

「但是，即使抽筋現象消失後，數小時之內也不要再從事任何劇烈運動喔，否則後續很可能還會引發熱衰竭或中暑呢！」

「請問李治療師，妳可以再爲我說明什麼是熱衰竭和中暑嗎？以前上課曾經聽老師說過，但我還是不太懂耶？」

「是因爲你上課都不專心吧！」媽媽挑著眉說。

「所謂熱衰竭，也是因爲長時間暴露在高溫環境之下，身體因流失大量水分和鹽分，再加上水分補充不足而導致。通常的症狀有大量出汗、面色蒼白、肌肉痙攣、疲憊或虛弱、頭痛、暈眩、噁心或嘔吐、皮膚濕冷、脈搏變快而且微弱、呼吸比較淺快等等。」

「假如熱衰竭沒有獲得適當及時的治療，進一步可能演變成中暑，這是醫學上非常嚴重的急症喔。中暑是指身體排汗機制失去作用，且無法調節體溫的情況。此時患者體溫會不斷升高，而且有生命危險。主要表現症狀爲躁動、昏迷、抽搐、意識模糊、體溫大於攝氏 40℃、排汗不良，皮膚乾燥、紅、熱等。」

「李治療師，妳解釋得眞清楚，還好我沒再繼續勉強跑步，否則就小命不保了！」

「囝仔人，有耳無嘴。弟弟別亂說話！」

「對不起，我只是開個小玩笑。」

「假如懷疑旁人發生熱衰竭或中暑，一定須立即赴醫求診喔！在等待急救車與醫護人員支援時，要幫忙將患者抬至蔭涼處，將雙腿抬高，鬆脫緊身衣物，並在皮膚上覆蓋濕涼的毛巾。如果意識清楚，讓病患每 15 分鐘喝半杯涼水；若意識不清或有嘔吐現象，就不適合飲水，而且要迅速使用任何一種方式幫忙降溫，包括：保持搧風，噴灑涼水、毛巾冰敷等。」

「那這幾天，我還能幫阿弟做些什麼？」媽媽就是媽媽，總是緊張兮兮的。

「阿弟你只要做一些伸展運動和輕柔地按摩，休息一到兩天，暫時不要從事激烈運動，抽筋的疼痛就可以緩解了。」

「那請問我以後要怎麼預防再度抽筋呢？」

「首先要注意的是，太炎熱的天氣，氣溫如果高於28℃，就不適合做長時間的戶外運動，可能在清晨或傍晚時比較適合。做運動的時候要注意補充水分，運動前30 分鐘可以補充 250~500 c.c. 的水分，運動中若感覺口渴，就應每 15~20 分鐘再補充水分約 100~200 c.c.，運動結束後，記得補充電解質飲料，裡面富含的鈉離子可以再幫助喝下的水分快速吸收喔。」

「阿弟聽到沒，叫你平常多喝水都不聽，淨喝一些手搖杯和瓶裝飲料。」媽媽責備得可理直氣壯。

「喝水大家可能會記得，但是啊，運動前的暖身與伸展運動卻是很多人都忽略的。」李太太加碼提醒：「暖身運動至少要做到 15–20 分鐘以上，而且應該視自己的身體條件、運動項目、天氣溫度等而有所調整。運動後也必須進行適當的緩和與伸展運動，這樣才可以完整有效的降低運動過後的痠痛喔。」

「李太太，妳可以簡單示範一些動作給我看嗎？」媽媽說。

「沒問題，不如我一邊示範，你們也一起跟著我做吧！」

暖身運動的第一階段

先以大肌肉群的活動，來促進全身的血液循環，目的爲提高體溫，讓身體在運動前預做準備。因個人體能的差異，暖身大概做 10–15 分鐘。如以快走、慢跑等都可以；而像原地開合跳、原地高抬腿、原地後踢腿等動作，也可使體溫快速升高，建議可放在快走或慢跑之後，再來做這些動作。

—原地開合跳—

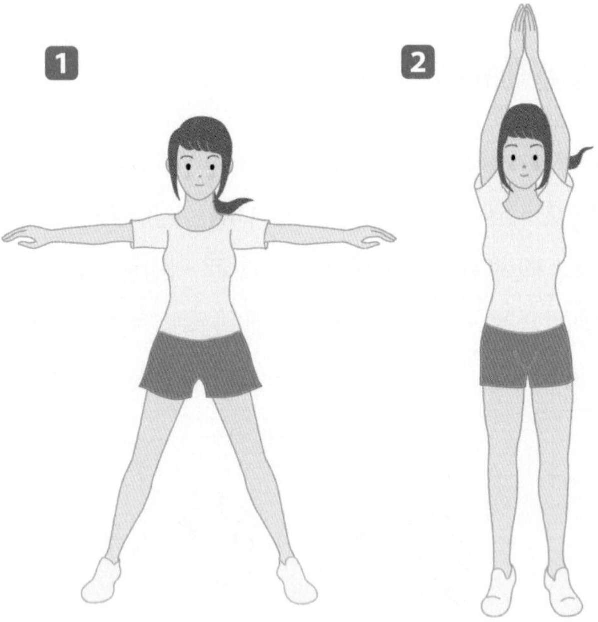

- 站姿下，雙手平舉，雙腳打開準備。
- 跳動時，雙手往上擊掌，雙腿同時向內併攏。
- 視個人能力調整速度，保持順暢的韻律即可，維持 1–2 分鐘。

—原地高抬腿—

1

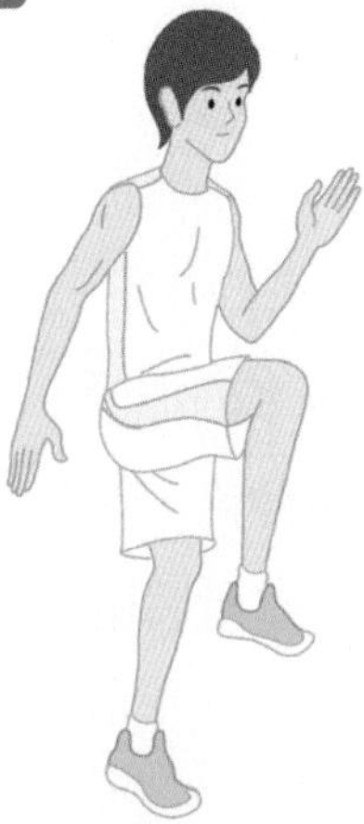

- 手臂前後來回揮動，手肘交替彎曲與伸直。

2

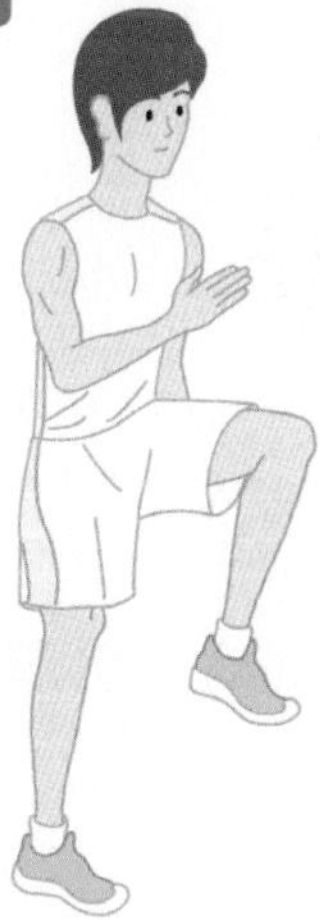

- 視個人能力將膝蓋盡量抬高至 90 度即可，保持順暢的韻律，維持 1–2 分鐘。

—原地後踢腿—

1

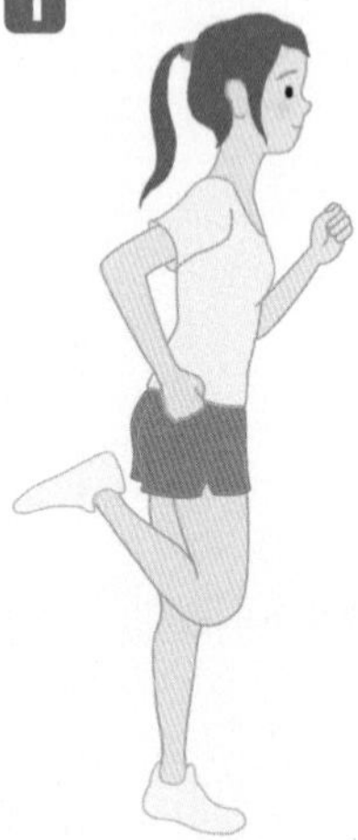

- 手臂前後來回揮動，手肘交替彎曲與伸直，並將膝蓋彎曲往後，盡量將腳跟靠近臀部。

2

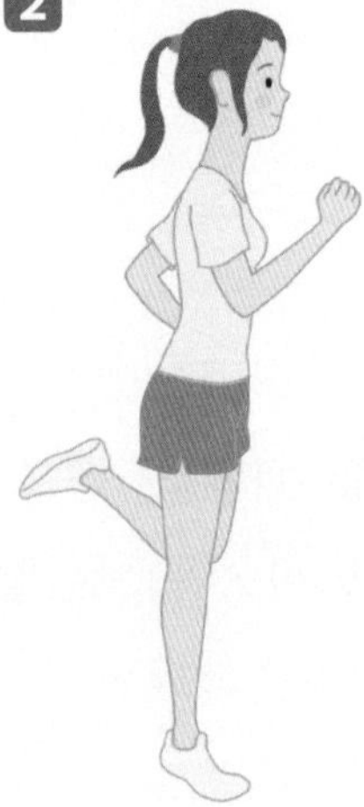

- 保持順暢的左右腳韻律，維持 1–2 分鐘。

暖身運動的第二階段

在完成前面階段的全身大肌肉活動後，此時體溫已上升，便可以開始做主要運動前的肌肉群伸展。以下爲常見的靜態伸展運動，每次伸展時可停留 10–20 秒，每個肌肉群可重複做 4–6 次。

－胸肌伸展－

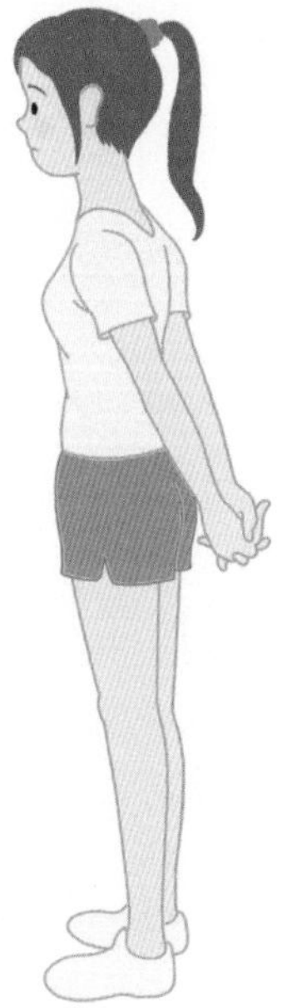

- 簡易版：

  手臂伸直向後，肩胛骨往內收緊，胸部往前伸展。

- 進階版：

  雙手十指交扣，手臂往後伸直，盡量往上，胸部往前持續伸展。

—上背肌群伸展—

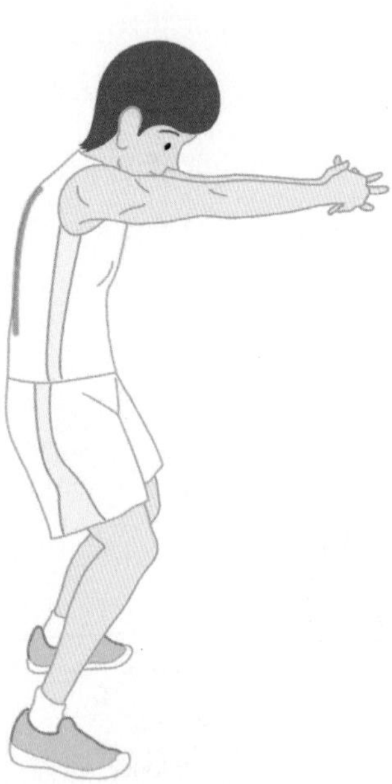

- 雙手十指交扣手心朝外。
- 手臂盡量往前延伸，同時將上背部往後推，感覺肩胛骨與上背肌群伸展。

－三頭肌伸展－

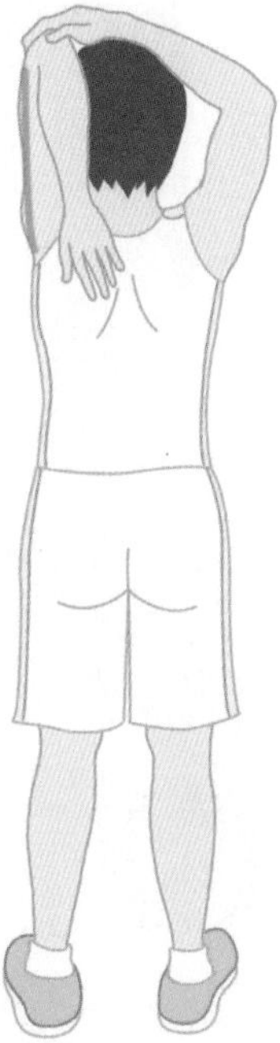

- 手臂抬高，手肘彎曲，往後摸背部。
- 另一手將手肘拉向頭部，協助伸展。

－大腿前側伸展－初階－

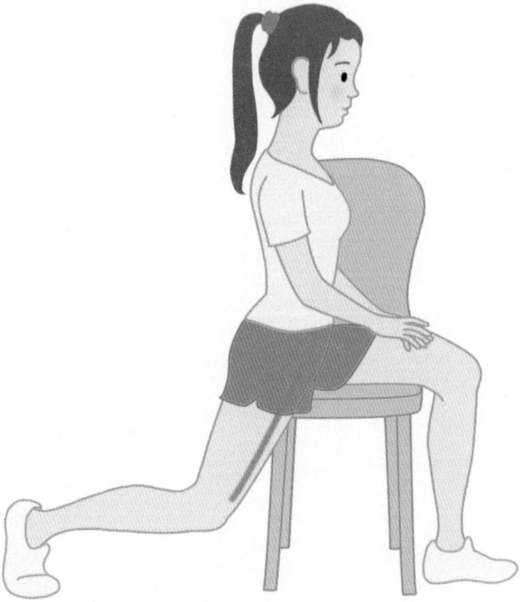

- 坐在椅子上，前腳踩在地面。
- 後腳膝蓋伸直，盡量向後拉緊，並感覺後腳的大腿前側有伸展到的感覺。

－大腿前側伸展－中階－

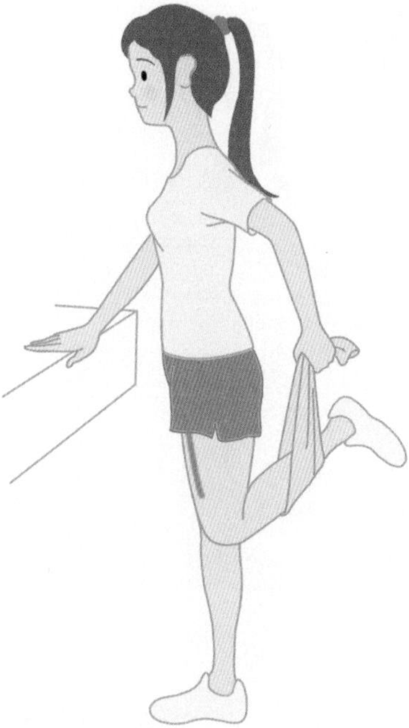

- 站姿下，以毛巾協助勾住欲伸展之同側腳踝。
- 腹部收緊，膝蓋保持放鬆，盡量以毛巾協助把腳跟靠近屁股。

－大腿前側伸展－進階－

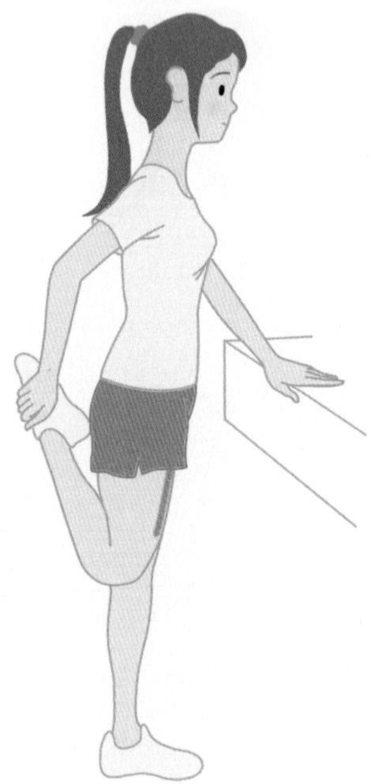

- 站姿手扶穩定家具，直接一手扶住同側腳背，保持收腹，膝蓋放鬆。
- 以手協助將膝蓋彎曲，讓腳跟盡量靠近臀部。

－大腿後側伸展－

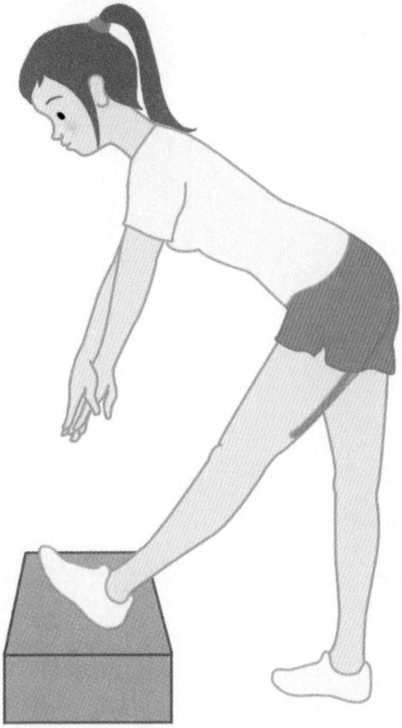

- 先將一腳抬至約 30 公分高的固定物。
- 保持收腹與膝蓋伸直，身體慢慢往前，感覺大腿後側伸展。

－小腿後側伸展－

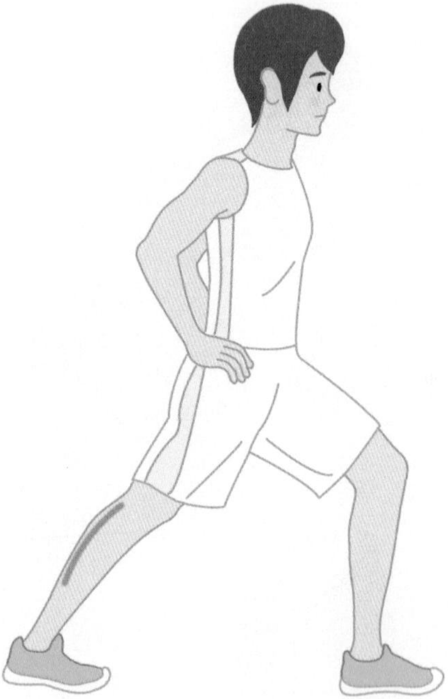

- 雙手扠腰，雙腿前後分開兩倍肩膀寬。
- 身體重心挪至前腳，膝蓋彎曲，後腳膝蓋保持伸直。
- 腳後跟保持貼緊地板，感覺後腳小腿伸展。

－大腿內側伸展－

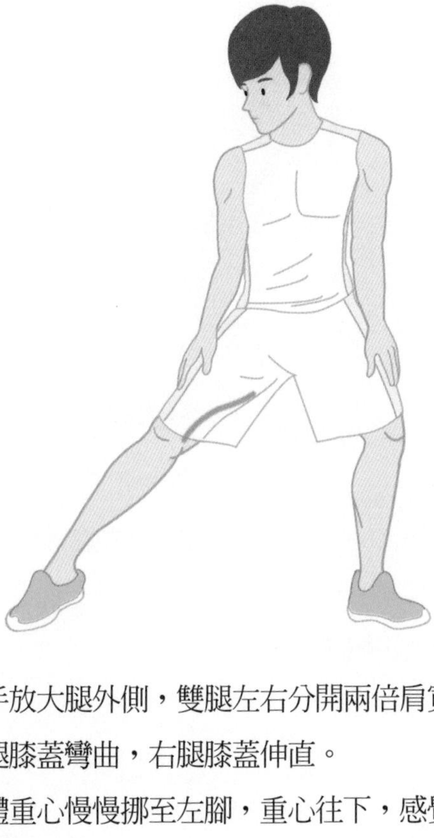

- 雙手放大腿外側，雙腿左右分開兩倍肩寬。
- 左腿膝蓋彎曲，右腿膝蓋伸直。
- 身體重心慢慢挪至左腳，重心往下，感覺右邊大腿內側伸展。
- 換邊重複相同動作。

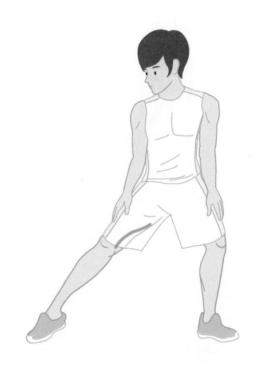

－身體的旋轉伸展－

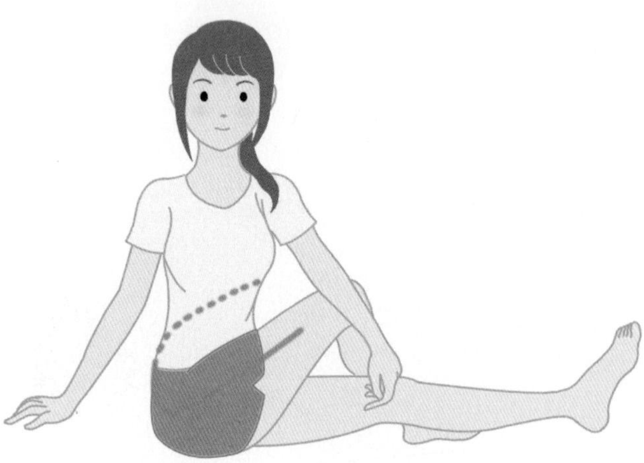

- 坐在適當的軟墊上，右腳跨至左腳外側。
- 上半身向右旋轉，以左手協助固定右腿。
- 換邊重複相同動作。

－後背伸展－

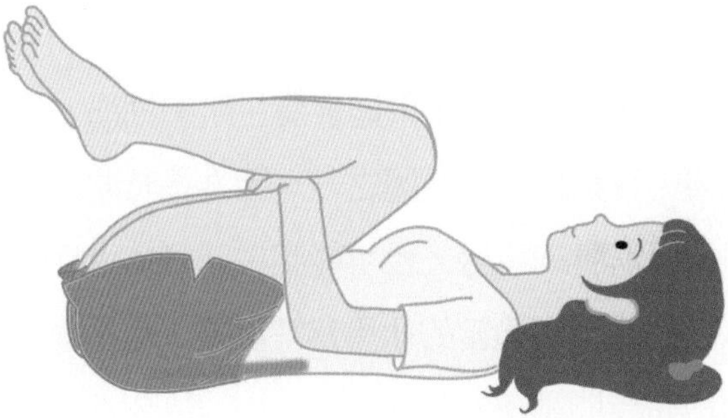

- 躺在軟墊上，慢慢將膝蓋彎曲並以雙手固定。
- 使大腿盡量靠近身體，感覺下背部的伸展。

暖身運動的第三階段

最後階段可稱爲「技術熱身」，比方拿起球拍、球棒或足球、籃球等，做運動技術類的熱身，這階段需進行10–20 分鐘後，再進入主要的運動。

運動時間過長，除了可能會發生肌肉抽筋，也是造成許多急慢性運動傷害的原因之一，因為長時間的運動，會造成肌肉及肌腱的疲勞，也可能產生過度使用症候群，所以不僅運動過程中適當的休息非常重要，也不適宜進行過度密集的長時間訓練。

……物理治療中心的特別交代……

社會上運動風氣越來越盛行，不僅各個縣市有很多公私立運動中心，各種類型的大型運動活動如雨後春筍般地湧現，如一般的路跑活動、馬拉松比賽與各機關團體舉辦的各種球類競賽等。

但是多數國人還是存在著不正確的運動觀念，例如運動前缺乏適當地暖身，運動時間過長，或穿著不適合的運動鞋等，造成了運動傷害。運動傷害並不會危及生命，但這些傷害造成的疼痛，確實影響且限制我們的日常生活或工作表現。

無論選擇哪類的運動，在運動前，應確切地了解且確實遵守該項運動的規則、運動器材的特性與使用方式，並使用適當的護具，才能避免意外之運動傷害。若是運動的姿勢不正確、或運動過度，都會造成肌肉骨骼系統受傷，因此事先學習正確的運動姿勢與方法，就可以降低甚至避免發生運動傷害喔！

陳甫銓 / 文

打球的足踝關節扭傷

「你看，林書豪一個快速的切入到籃下，閃過 200 公分的長人，順勢一個漂亮的反手勾射，球清脆入網，眞是大快人心！」林書豪讓傷兵累累、幾乎十戰九敗的尼克隊起死回生，「林來瘋」(Linsanity) 效應持續發燒不斷。

「看到林書豪爲華人在美國籃壇爭光的模樣，實在太帥氣了，我的手也癢了起來，我們也去籃球場三對三鬥牛，好好廝殺一下吧！」阿弟對著電視機大喊。

「好啊，來 PK ！」

「現在就走，怕你啊？」

「誰怕誰還不知道咧！」

阿弟和一起看球賽轉播的同學們，互相開玩笑地叫戰嗆聲，今天非假日，社區籃球場空得很。大夥嬉鬧著出門，阿弟趕緊套上平常慢跑穿的跑步鞋，抱起籃球，一行人興致高昂的往球場跑去。

兩支隊伍激烈地展開三對三鬥牛，在林書豪大勝的興頭上，一玩開，大夥就卯起勁來「沒在客氣」的火拼。

「哈，又領先一分！」

「快搶球呀阿弟！」

「啊！好痛！」阿弟在禁區內跳起來，努力地搶到籃板球，不料落地時右腳踩到同學的鞋子，腳踝外側失去重心的楞了一下，一個踉蹌向前撲倒在地。

其他同學見狀趕緊叫停跑過來，攙扶起阿弟到球場旁邊休息，只見阿弟雙手抱著腳踝直叫：「哇塞，痛爆了，動不了了！」

正當同學們圍成一圈，七嘴八舌乾著急時，一位路過球場的先生過來：「有人受傷了嗎？需要幫忙嗎？」

「他腳踝扭傷了。」

「你是醫師喔？」

「不是，我是物理治療師，我可以先幫你看看。」

這位物理治療師做了檢查後，看阿弟穿在腳上的鞋，忍不住機會教育一下：「你沒有穿合適的球鞋，就跑來打籃球，落地時又不小心『翻腳刀』，可能扭傷腳踝外側韌帶了，你們誰可以幫忙去附近超商買冰塊、到藥局買三角巾？」

同學面面相覷：「我們來他家玩，對這邊不熟。」

這位物理治療師先生大腿一拍：「那我就好人做到底，你們在這等我一下，我回家拿冰塊和三角巾。」

看物理治療師先開車離去，同學跟阿弟說：「果然是遠親不如近鄰。」

「你乾脆問他在哪家醫院，他人這麼熱心，我們誰萬一下次打球受傷，就可以去找他幫忙。」

物理治療師帶著冰塊和三角巾回到球場，請阿弟躺下，把阿弟的腳抬高過於心臟，將三角巾折成長條狀，綁在鞋子外，用來固定腳踝、避免受傷的腳踝二次傷害；再將冰袋敷在扭傷處：「這樣的先行處置應該可以了，我建議你先冰敷休息 15–20 分鐘，待會要再去醫院做 X 光片檢查，確定有沒有骨折或其他的傷害。」

「謝謝您的幫忙，我現在好多了，休息休息，就沒事了。」

「別逞強。」物理治療師決定給這群大男孩一點提醒：「腳踝扭傷其中的 80% 是發生在踝關節的外側韌帶，腳踝關節扭傷雖然常見，但絕對不可輕忽，因爲還可能傷及各種不同的重要構造，例如脛骨腓骨骨折、肌肉或肌腱拉傷等等。而且如果置之不理或處理不當，踝關節日後還會越來越容易重複性扭傷。我建議你先冰敷休息 15~20 分鐘，待會要再去醫院確定有沒有骨折或其他的傷害。」

一群同學懷著忐忑不安的心情，趕緊攙扶著阿弟到附近醫院的急診室，在拍完 X 光片後，醫師看著片子說：「腳踝骨頭的部分，看起來完整，應該沒有骨折，你們不用擔心了。」

「呼！好家在。」阿弟拍了拍胸口。

「你們很有概念喔，在腳踝運動傷害後，知道要趕緊就醫，避免了後續更嚴重的傷害發生。」

「一般人在腳踝運動傷害急性發炎期，都會有明顯嚴重的紅、熱、腫脹、疼痛，關節活動度及穩定性亦會變差；嚴重的患者，還會伴隨皮下瘀血、甚至骨折。如果有足部痲痺無力的情形，也可能是足踝外側扭傷合併神經或肌腱的損傷。」

「阿弟他超級幸運的，受傷那時，剛好有一位鄰居物理治療師大哥經過，立刻幫他做了包紮處理。」同學們七嘴八舌地告訴醫生。

「醫生，現在沒急診病人，可以教我們腳踝運動傷害時的處理方式嗎？」

「腳踝運動傷害急性期的治療，一般是指剛受傷的前48–72小時，應立即給予PRICE的處置，就是在前一篇提到的保護（Protection）、休息（Rest）、冰敷（Ice）、加壓（Compression）、抬高（Elevation）。也就是說，在剛發生足踝關節扭傷時，最重要的措施是立即停止任何的踝關節動作，趕快先用冰塊或冰凍毛巾敷在扭傷部位，再用彈繃包紮起來，以達到適當的壓迫作用，並將受傷的部位抬高；目標是降低出血、腫脹、發炎和疼痛。此期適當的按摩或貼紮，有助於腫脹的消除，輔以護踝護具或是彈性繃帶固定足踝，但固定時間不宜超過2–3週，以免關節僵硬。扭傷急性期，應避免腳踝部承重，必要時可使用柺杖輔助步行。」

「原來如此啊！那爲什麼打籃球時特別感覺容易扭傷腳踝呢？」阿弟的同學阿達搶著發問。

「像籃球、排球等常需要跳躍的運動，當跳起著地時因失去重心沒有踩穩，使得踝關節受到扭轉，當足踝韌帶未能因應一些急速的活動，且異常外力，超越了人體韌帶組織所能承受的強度時，就會造成韌帶的拉傷或斷裂。」

最常見的踝關節，受到內翻及蹠屈（即腳掌下壓）的力量，造成外側韌帶扭傷。由於足內踝韌帶比足外踝韌帶牢固，加上骨骼結構排列的原因，所以扭傷才會好發生在足外踝韌帶。

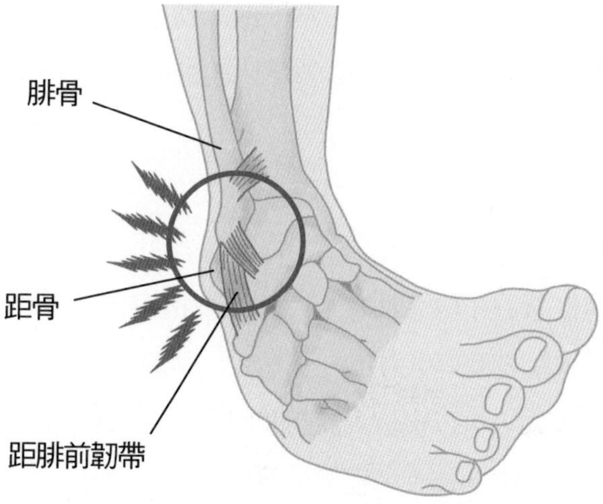

踝關節扭傷後的物理治療療程

在急性期過後，經由醫師或物理治療師的指導，病患便可以視狀況開始進行早期關節活動與肌力訓練了。

亞急性期

發炎反應趨於平緩；時間在受傷後一周至數周不等，視受傷程度不同而不同。療程目標包括繼續緩解腫脹、發炎、疼痛，並且開始進行一些關節活動，輕度的肌力訓練以及給予適度的負重。大多數病人的腫痛都會逐漸改善，這時就可進入積極復健階段。

積極復健階段

焦點著重在增進肌力、肌耐力、平衡和負重時的本體感覺。本體感覺是人類的一種知覺，其感覺受器存在於肌肉與關節內，可以定位人體四肢與軀體的相對位置與運動狀態。把眼睛閉起來，我們依然可以正確做出許多動作，這就是本體感覺的功用了。

當大多數腳踝扭傷的病患，若本體感覺受損沒有完全恢復，便很容易再發生扭傷，而再扭傷後關節就變得更不穩定，如此便會形成惡性循環，造成足踝部的反覆性扭傷。

足踝扭傷的後期

由於肌肉較無力、關節平衡感變差，且韌帶纖維排列不佳，因此從事較劇烈的活動時，患處仍會感到疼痛，仍需要積極與逐漸強化足踝部位的肌肉和肌腱力量，以防止再次扭傷。

腳踝扭傷除了可能造成肌肉與韌帶受傷之外，也會破壞本體感覺，失去良好的本體感覺後，可能造成未來再次受傷。然而本體感覺受損之後，是可以藉由訓練再重新建立的，採取漸進的方式進行訓練，慢慢加深訓練難度是必要的。

對於比較嚴重的腳踝扭傷，於受傷後的最初 6 個月內於本體感覺完全恢復前，應於運動時加上貼布纏貼足踝或戴上護踝來做特別保護。

像阿弟這樣的病患，後續的治療會依不同時期，由物理治療師教以下這些運動：

－毛巾伸展運動－

這個運動多用於急性期或站立會疼痛時，可以讓緊繃的小腿肌肉在伸展的過程中，達到舒緩的效果。

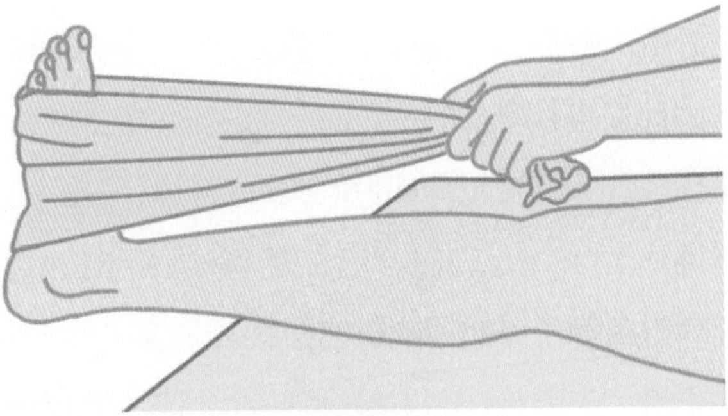

- 膝蓋伸直，毛巾從腳底繞過。
- 雙手將毛巾拉緊往身體方向拉，直到小腿腹感覺到緊繃為止；維持 10–20 秒。

－小腿後側肌肉伸展運動－

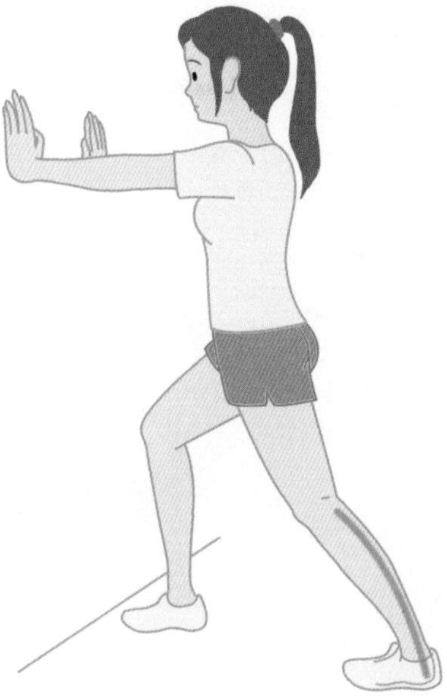

- 面對牆壁，手扶牆，身體挺直，要伸展的腳在後側。
- 前側腳膝關節彎曲，後側腳保持腳跟不離地且膝關節伸直。
- 注意兩腳尖朝正前方，身體挺直，臀部向前推，不挺出肚子；維持 10–20 秒鐘。

- 腳踝扭傷需等到站立不痛時，才可做此運動。

－踝關節彈性帶肌力訓練－

以彈力帶或絲襪給予踝關節阻力，做這個動作腳踝要主動出力，對抗阻力，維持 10 秒鐘。

1

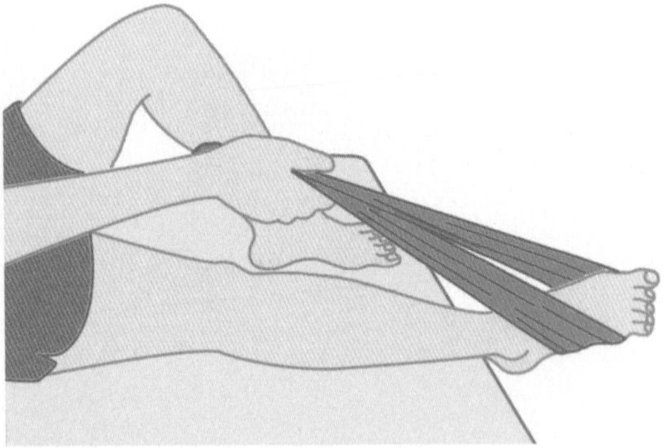

- 彈力帶繞過腳掌。
- 腳踝做出向下踩的動作，對抗彈力帶回彈的阻力。

2

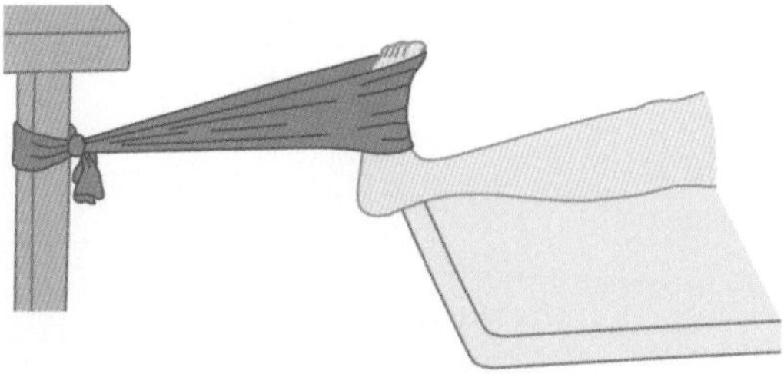

- 彈力帶繞過腳背，腳踝做出向上勾的動作，對抗彈力帶回彈的阻力。
- 在沙發上做運動時，彈力帶可綁在前方桌腳。

3

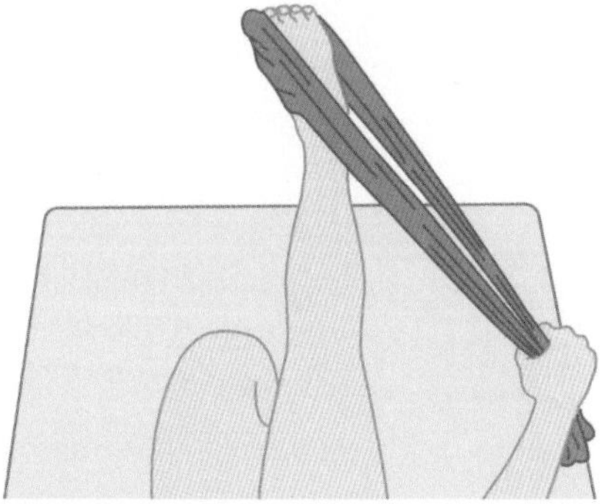

- 彈力帶繞過腳的拇趾側。
- 腳踝向大拇趾方向出力，對抗彈力帶回彈的阻力。

4

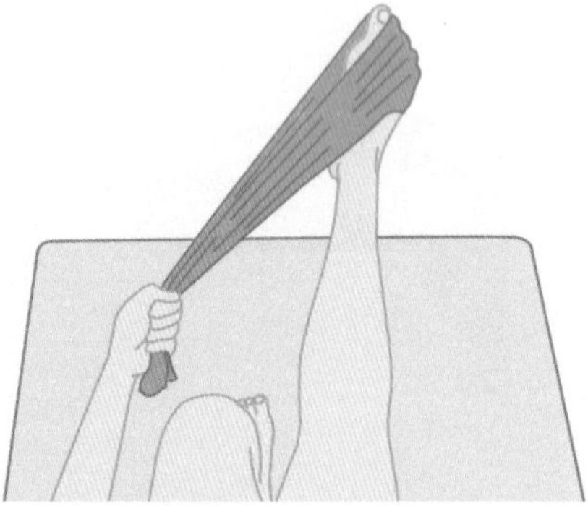

- 彈力帶繞過腳的小趾側。
- 腳踝向小趾側出力，對抗彈力帶回彈的阻力。

－腳趾抓毛巾，肌力強化運動－

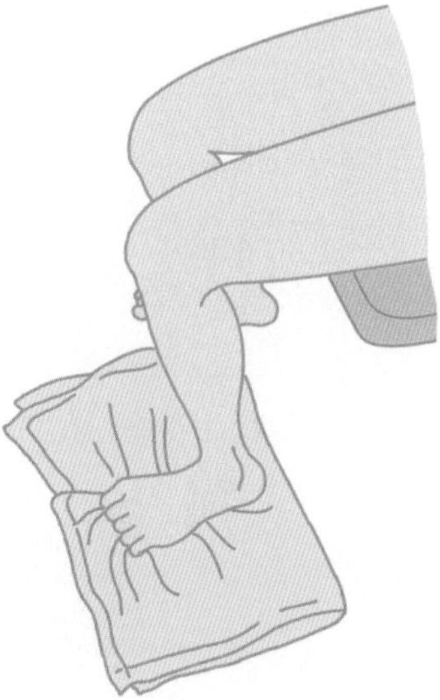

- 將一條小毛巾鋪在地上，用五隻腳趾頭向內夾緊摳住毛巾。
- 毛巾漸漸地向後抓，不要用腳趾頭而要用腳掌的力量，一次可做 3–5 分鐘，一天 3 次。
- 這樣練習可以重建足部小肌肉的肌力，幫助穩定足弓，協助步態穩定。

－本體感覺與平衡訓練－

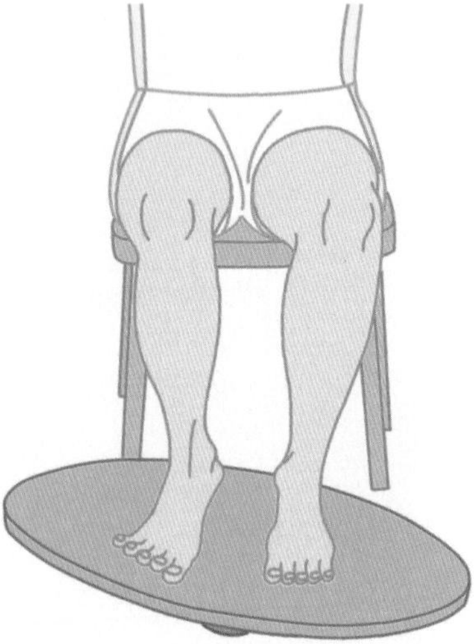

- 坐姿，雙腳放置在平衡板上可以配合張眼睛或閉眼睛。
- 以健側腳控制板面，朝各方向做出不同傾斜度，帶動受傷腳踝的動作知覺，進行關節活動與本體感覺訓練。

● 這項運動可幫助踝關節的活動，增加下肢的平衡感覺與本體感覺。

－進階本體感覺與平衡訓練－

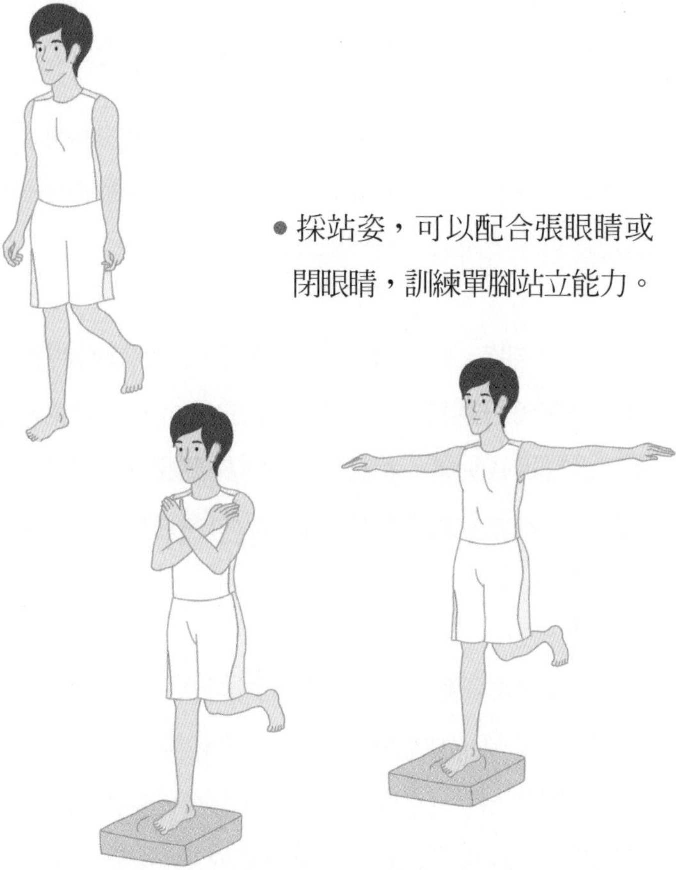

●採站姿，可以配合張眼睛或閉眼睛，訓練單腳站立能力。

●可視個人能力做雙手交叉於胸前，或向兩側平舉，甚至可以踩在各種不平穩的軟墊上來增加練習的困難度。

.......物理治療中心的特別交代.......

從事各項運動爲了防止運動傷害，最重要的莫過於運動鞋的選擇，一般運動鞋其實分很多種，當然各種運動鞋都是針對各類運動的特性來設計。

打籃球時，可選擇高筒籃球鞋，以保護腳踝避免扭傷，慢跑時可選擇鞋墊彈性較佳的慢跑鞋，避免鞋墊太硬，造成足底受傷，若是打網球，則應穿有防側滑功能的運動鞋，避免激烈運動時，而出現打滑造成扭傷等運動傷害。

打籃球需要激烈的跑、跳、瞬間轉向切入以及落地，最常遇到的莫過於腳踝扭傷，穿著高筒籃球鞋不論是跑步、跳躍落地時，步伐將更扎實，腳踝的保護自然比其他運動鞋款更爲優異。若穿著慢跑鞋或足球鞋來打籃球，因爲鞋身的設計是以衝刺爲前提，沒有防楞腳的側邊，而慢跑鞋跟足球鞋的設計都是以低筒爲主，對於運動中的腳踝保護性不佳，便可能常常發生腳踝扭傷的運動傷害了。

陳君豪 / 文

爬山後的膝蓋疼痛

難得好天氣的連續假期，姊姊和登山社朋友結伴去登山，一群人背著沉重的行囊往山頂攻去。一路上陡峭的山路和高高低低的台階，讓姊姊的膝蓋隱隱作痛，還發出喀啦喀啦的聲音。

「還沒到山頂欸！妳還可以走嗎？需不需要休息？」走在前頭的大華伸出手拉了姊姊一把，避免這一階高低落差特別大的台階讓姊姊跌倒。

「膝蓋是還好，還可以繼續走啦，只是高低落差比較大的台階，可能需要借扶一下你的肩膀喔！」姊姊有些不好意思。

「沒問題！妳就扶著走吧，男子漢大丈夫的肩膀，生來就是給女人靠的，不舒服要說喔！」

總算攻頂，目光所及都是襯著藍天的雄偉山稜線，空氣新鮮，讓大家忍不住振臂深呼吸。

「登高望遠，一覽無遺的大氣魄之美，果然振奮人心啊！」聽大家此起彼落的讚美風光，坐在石頭上的姊姊，覺得膝蓋非常、非常的不舒服。

回程走下坡時，膝蓋更是不舒服，幸好有大華的肩膀可以讓姊姊扶著，慢慢一步步走下山。

「妳平常都有運動的習慣，看來應該是膝蓋出了什麼問題，下山得找醫師看看。」大華體貼的幫姊姊卸下行囊，自己接過來背上。

「最近爬完山都要痛個一兩天，平常走路都還好，只有爬山後會痛，可是休息幾天又沒事了。」

「還是去給醫師看看吧，山友都知道，物理治療對膝蓋痛，是很有幫助的。」看姊姊頗為猶豫，大華溫柔一笑：「別擔心，要不，我陪妳去看醫師。」

在骨科門診，醫師說：「這個是年輕女性常有的髕骨股骨疼痛症候群，等下讓物理治療師給妳一些專為膝關節設計的運動治療，就可以改善妳的問題。我會先開止痛藥跟肌肉鬆弛劑給妳，再配合物理治療中心教的運動，效果不錯喔。」醫師開了單，把姊姊轉介到物理治療中心報到。

做完物理治療師所教的運動，當場姊姊膝蓋前側的刺痛感便減輕一半：「謝謝您啊，想不到這些運動做起來這麼有效。」看姊姊笑得好開心，物理治療師不忘叮囑姊姊：「平時就要記得做伸展運動跟肌力訓練，爬山前，記得要做暖身運動。爬完山後，也記得要做伸展運動。放鬆太緊的肌肉，將無力的肌肉訓練起來，是避免疼痛發生的主要解決方法。」

「這些運動眞有效，回去之後我會每天都做的。」

隔天在公司，跟姊姊同爲登山社社友的陳課長，聽姊姊一說，靦腆的表示自己也有同樣的膝蓋煩惱，一直都覺得是自己年紀大膝關節退化了，這次聽姊姊說和物理治療師學的運動很有效，也請假去看門診。

陳課長不好意思的對醫師說：「我已經 65 歲了，爬山膝蓋就痛，是不是退化了？」

醫師看完 X 光片後輕鬆的說：「您的膝蓋沒有嚴重的退化，不要擔心。我先幫您開肌肉鬆弛劑，再配合物理治療做運動試試看，一定會有所改善的。」

聽了物理治療師的一番解釋，陳課長心情大好，原來不是年紀大就是退化，而是和年輕人一樣，平常該做好伸展運動跟肌力訓練，肌力增強後，就能夠幫忙支持、保護關節，避免傷害。想到又可以放心參加熱愛的登山運動，陳課長對物理治療運動，信心十足。

髕骨股骨疼痛症候群

「髕骨」就是俗稱的膝蓋骨，呈倒三角形，位在大腿骨（股骨）和小腿骨（脛骨）間。髕骨股骨疼痛症候群（Patellofemoral Pain Syndrome）主要原因爲控制髕骨的力量不平衡或是肌肉柔軟度不足，無法讓髕骨在膝蓋彎曲或伸直的過程中，維持在正確的軌跡上。

當我們下肢骨頭沒有在理想排列情況下，可能會導致髕骨與股骨之間的滑行變得異常。這種天生結構上的偏移可能導致關節運動超過負荷，增加關節壓力，活動時會劇痛，並導致骨骼表面關節軟骨加速磨損，導致關節退化。另一個可能原因是過度使用，超過關節原來可以負荷的程度，便會產生疼痛。因此必須先清楚找出是什麼原因造成髕骨與股骨的相對位置不正確，再決定治療的方向。

大部分的人都是痛在膝蓋前方，有種悶悶的痠痛，有時候在下山坡時會刺痛，甚至出現燒灼般的痛感；也有時候會發生在爬山、爬樓梯，特別是要下山或下樓時會軟腳；又或者是看電影、坐飛機等久坐之後、蹲姿或跪姿，這些都會造成膝蓋疼痛的不舒服感。一般來說，只要認真做伸展和肌力運動，對膝蓋痛都會很有幫助。

膝蓋的伸展運動

膝蓋周圍過緊肌肉在活動時，因爲力量不平衡，容易將髕骨帶離正常軌道，進而增加膝蓋壓力，造成膝蓋疼痛。適當的伸展運動有助於放鬆肌肉，達到減壓目的。在做伸展運動時，記得注意身體要保持挺直，這樣會讓伸展運動的效果更好。小腿後側肌肉若緊繃，會增加髕骨股骨間的壓力，疼痛不易消除；針對這種情形伸展運動的作法，可參考前一篇「打球的足踝關節扭傷」文中所提到的「小腿後側肌肉伸展運動」。

－伸展大腿外側肌肉－

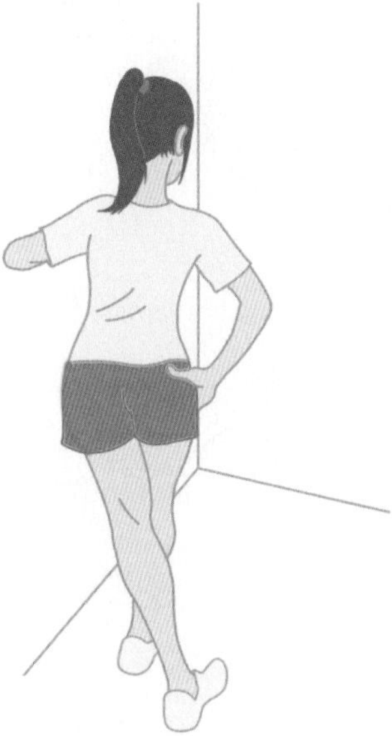

- 將要伸展的那側靠近牆站，身體挺直面向前方。
- 將要伸展的腳向後交叉至另一腳後方。
- 前側腳腳尖朝前方，後腳腳跟不離地，將臀部向牆的方向推，上半身遠離牆面，靠牆側的大腿外側有略緊的感覺。
- 在有輕微緊繃感時停留 10 秒，放鬆 10 秒，重複 10 次，一天 3 回。

－伸展大腿後側肌肉－

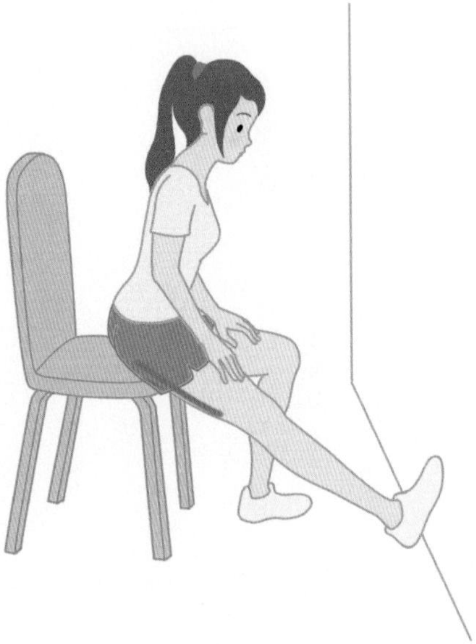

- 保持腰部挺直坐在座椅前端，將要伸展的腳向前伸，腳跟踩地。
- 腳板可靠在牆面向上勾，保持膝關節伸直，身體略往前傾，感覺腿後側緊繃。
- 停留伸展肌肉 10 秒，放鬆 10 秒，重複 10 次，一天 3 回。

－伸展大腿前側肌肉－

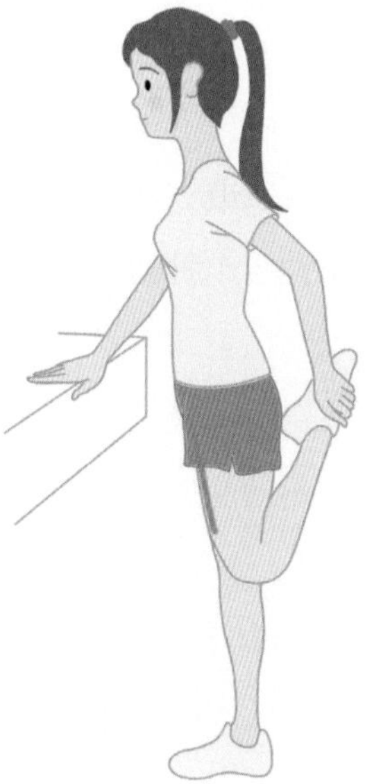

- 一手扶著家具或牆面，身體挺直，微微收起小腹。
- 另一手將同側的腳跟拉向臀部，拉到大腿前側稍微繃緊的位置，保持膝蓋朝向地板，大腿不向外打開。
- 有輕微緊繃感時停留10秒，重複10次，一天3回。

●若覺得做此動作有困難，請參考「運動前的暖身怎麼做」篇中的大腿前側伸展運動，由初階或中階練習起。

肌力訓練運動

無力的肌肉群，包括骨盆周圍肌肉及股四頭肌，當活動時，髕骨往膝蓋外側位移，肌肉無法出足夠的力氣拉住髕骨，使它保持在正確軌道上，即會造成疼痛，於是要增強骨盆周圍肌肉群及股四頭肌肉群的肌肉力量。

—側躺抬腿運動—

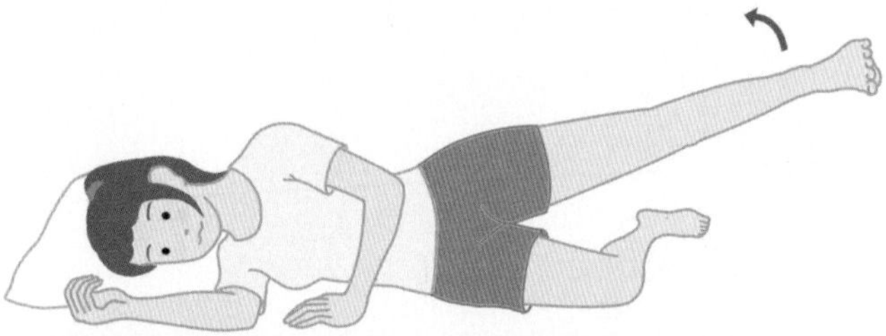

- 側躺於床面上，下方的腿彎曲膝蓋，兩手扶好床面，以保持身體穩定。
- 維持上方腿與身體成一直線，保持膝關節伸直，腳底板勾起。
- 腿上抬至略高於床面水平線。
- 停留 10 秒，放鬆 10 秒，重複 10 次，一天 3 回。

一蚌殼運動

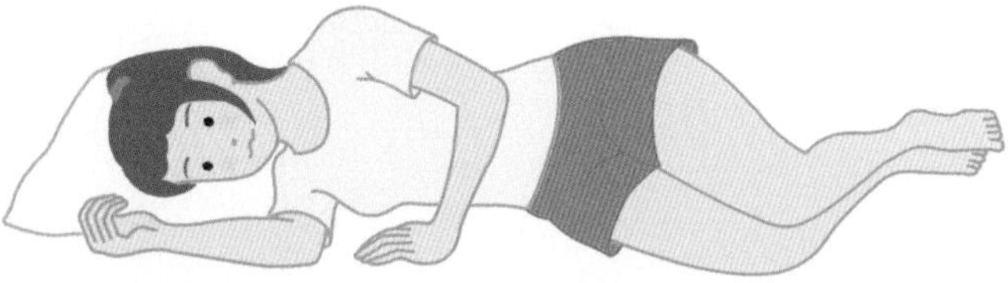

● 側躺於床上兩腳膝蓋彎曲約 45 度，手扶好床面。

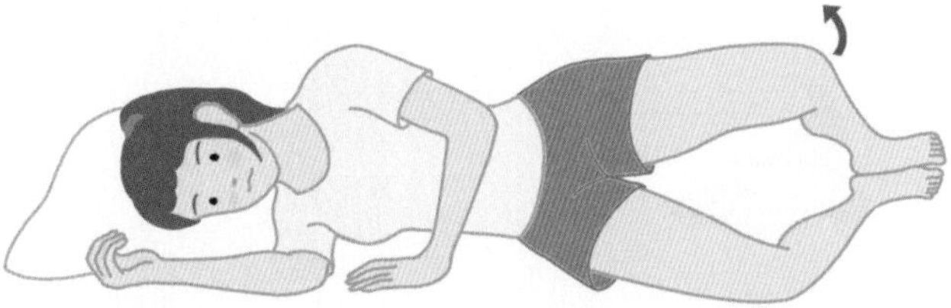

● 兩腳腳跟併攏，把上面的膝蓋往天花板方向打開。

● 停留 10 秒，放鬆 10 秒，重複 10 次，一天 3 回。

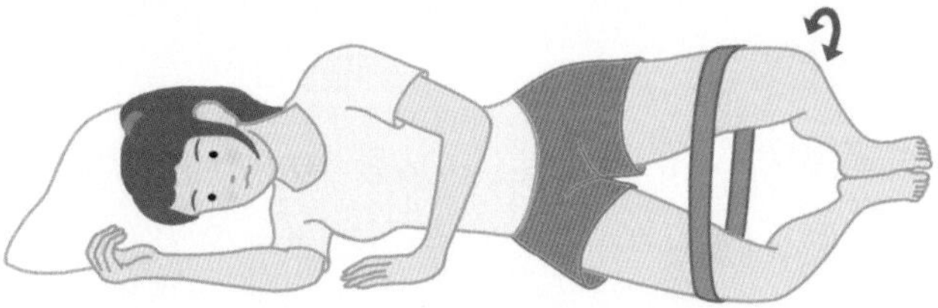

● 也可將彈力帶綁成一圈後，套在膝蓋上緣，增加運動的阻力；一天做 3 次，一次 10 下，一下停 5 秒。

—直抬腿運動—

1

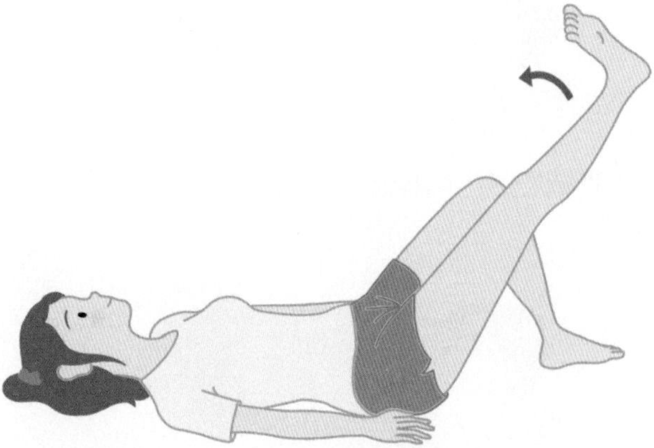

- 平躺於床面上，一側彎曲膝蓋，腳平踩於床面；另一側膝蓋伸直，腳底板勾起。
- 保持膝蓋伸直，慢慢的往上抬，抬至和對側膝蓋一樣高。
- 停留 5–10 秒後放下，放鬆 10 秒，重複 10 次，一天 3 回。

2

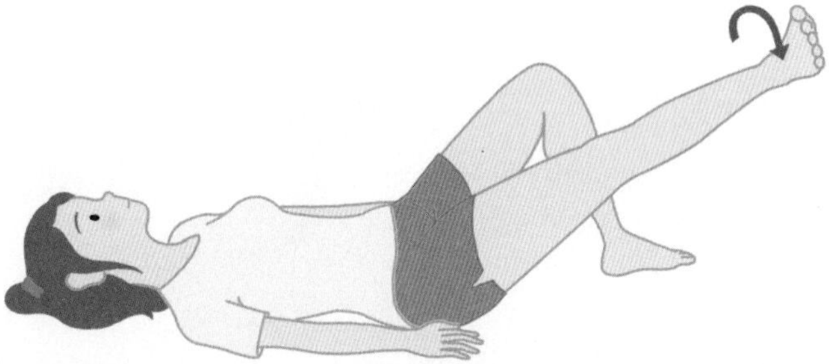

- 平躺於床面上，一側彎曲膝蓋，腳平踩於床面；另一側膝蓋伸直，將腳外轉，大腿內側朝上，腳尖朝外轉 45 度。
- 保持膝蓋伸直，慢慢的往上抬，抬至和對側膝蓋一樣高。
- 停留 5–10 秒後放下，放鬆 10 秒，重複 10 次，一天 3 回。

－滑牆運動－

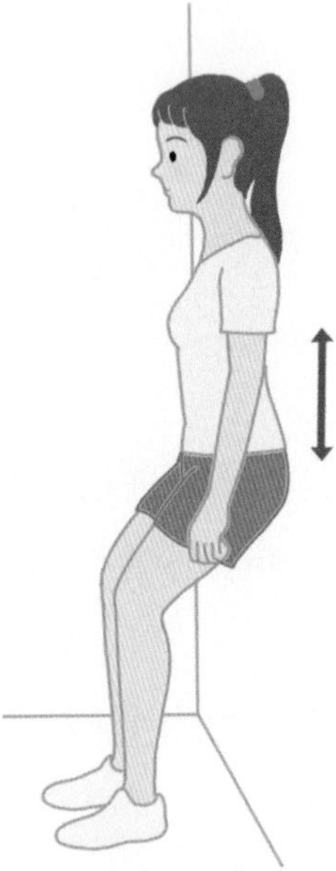

- 背靠牆，腰與牆間須保持有一個手掌的厚度，雙腳與肩同寬。腳尖朝向正前方，兩腳跟距離牆面約一個腳掌長。
- 背沿牆面下滑，雙腳由伸直慢慢彎曲至 30–45 度，停 10 秒，再慢慢伸直。重複 10 次，一天 3 回。
- 動作中膝蓋保持朝向正前方，且膝蓋不超過腳尖。

－單腳蹲運動－

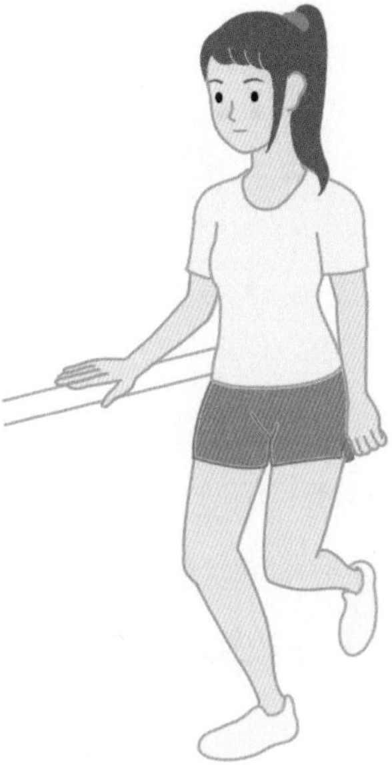

- 身體挺直，手扶穩定的家具單腳站立。
- 腳尖朝向正前方，骨盆保持在同一水平面，慢慢往下蹲，膝關節保持朝向正前方且不超過腳尖。
- 停留 10 秒，放鬆 10 秒，重複 10 次，一天 3 回。

● 這為進階運動，若肌力還不足，無法單腳站，請先練習其他動作。

—滾筒放鬆技巧—

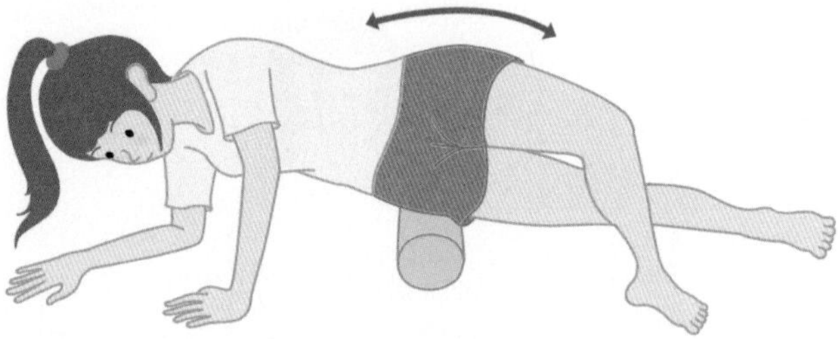

- 將滾筒壓在要放鬆的臀部與大腿下，另一隻腳踩床面幫忙支撐身體，用雙手撐住上半身。
- 利用滾筒壓在臀部與大腿外側，放鬆緊繃的肌肉，可以停留 10 秒後放鬆，換壓下一個痠痛點。

……物理治療中心的特別交代……

爬山造成的運動傷害，最常見的即是膝關節傷害，其他包括腳踝扭傷、路面不平造成跌倒、背負過重物品造成的上背痛等等。在登山前要詳細規劃、安排，以避免傷害產生。

爬山前請先準備好登山用具，例如：登山衣物、登山鞋、登山杖等等，不要輕忽專業用品的重要性，再來就是出發前要先做伸展操，伸展下肢肌肉，做好暖身運動，這些都能預防運動傷害產生。平日裡也要規律運動，訓練下肢肌力與肌耐力，才能無痠無痛享受登山的樂趣喔。

黃敏瑄 / 文

第三章

熟齡的痠痛

這些都是腰痛嗎

爸爸下班彎著腰一跛一跛地走進家裡，才放假返家的姊姊擔心的問：「爸你摔跤嘍？怎麼走路變成這副模樣？」

「上個周末打掃家裡，搬了許多陳舊的書和衣物去資源回收，其中一箱書特別重，搬完之後背痛到不行，甚至沒辦法將身體挺直。原以爲又閃到腰，老辦法，自己去藥房買止痛藥吃吃、貼貼痠痛貼布，忍個兩三天，大不了一個禮拜就會改善了。但這次的腰痛特別厲害，我連止痛藥都加量吃了，整個人還是背痛到沒辦法直立起來。」

「還說呢——」媽媽從廚房走出來：「妳爸呀，坐著更痛，根本是坐不住，站著和躺下休息，雖然會比較緩和不痛，奇怪的是他有一腳出現麻的感覺，甚至有一點無力感。妳爸自己也發現，奇怪了，怎麼連打個噴嚏，都會讓背痛加劇，甚至讓腳麻的情況更明顯。」

姊姊一回頭，嚇了一跳：「媽妳走路怎麼啦？怎麼妳走路也一跛一跛的？」

「我哪知啊？」媽媽好氣的說：「最近又沒受傷，只是有一腳老覺得麻麻的，也沒腰痛。跟妳爸爸不一樣的是我只要坐下休息會好一些，但一走路，也是會一跛一跛的刺痛，那種痛感的出現像閃電般電到小腿，而且主要都痛在屁股到小腿這一段。」

「誰叫妳沒事就盤腿冥想、練功。」

「爲了腳痛，我最近不都停止練盤腿冥想了嗎？你自己都管不好了還唸我？」

看著爸媽你一言我一語的鬥嘴，姊姊忍不住喊：「停！我等下就上網幫雙親大人掛號，明天我親自押著你們上醫院讓醫師看診。」姊姊忍不住瞪爸爸一眼：「你不怕小問題拖出大問題喔？連止痛藥都可以自作主張的加量吃喔？」

門診醫師聽完爸媽對疼痛的描述後，安排兩位接受X光片與核磁共振（MRI）的檢查。一聽到要做核磁共振，爸爸的臉色都變了：「有那麼嚴重啊？」

在等片子的時候，媽媽小聲的對姊姊說：「還好妳放假回來堅持要我們看醫師，還是女兒好，女兒貼心。」

聽到診間護理師叫人，一家三口忙進去看結果。

「兩位的脊椎周圍，都稍微有一些小骨刺，但不會影響脊椎動作太多。」醫師看著爸爸說：「先生的核磁共振報告上顯示，腰椎的部分有椎間盤突出的問題，才會出現這麼嚴重的疼痛感和腳麻。」

「聽同事說，有椎間盤突出，是需要開刀才能徹底治療的？」爸爸這下可焦急了。

「您的狀況還不到需要開刀的程度，每個人的病情不同，您可以先接受物理治療的幫助，如果症狀沒有改善且嚴重影響到生活了，屆時再考慮開刀也不遲。」

「那、醫師——」媽媽擔心的搶問：「我也有一些小骨刺的狀況跟我先生很像，但我腰不痛，難道也是椎間盤的問題嗎？」

「在核磁共振的報告上，沒看到妳有椎間盤突出的問題，所以跟椎間盤應該沒關係，至於 X 光片上出現一些小骨刺，是屬於人正常的老化現象，雖然骨刺不會消失，但是經過物理治療的運動訓練後，症狀會有明顯的改善。」

在物理治療室，物理治療師先就爸爸的狀況進行仔細評估，從動作測試上發現爸爸越彎腰、腳越麻，反倒是身體挺起來，疼痛會比較集中在腰部附近。以神經學檢查與深層肌腱反射來看，顯示神經有受到影響。物理治療師請爸爸趴到治療床上，重複執行用雙手將自己的上半身撐起的「床上脊椎運動」，但這動作，只在爸爸可以忍受的疼痛範圍下執行。

「請問物理治療師，做這個姿勢的運動後，我的小腿比較不麻了，但我的腰周圍的不舒服變得比較明顯，這樣對嗎？」爸爸懷疑的問。

「您可以放心，症狀比較往腰的集中，是我們樂見的一種好現象；相反的，如果症狀越往小腿跑，就需要告訴我，改變運動進行的方式。」

確實做過幾次運動後，物理治療師接著幫爸爸執行徒手治療，爸爸下床後走路覺得症狀改善很多，小腿不麻了，身體姿勢也比治療前挺直了起來。

爸爸開心地感謝物理治療師：「跟我有同樣毛病的同事說，這需要做拉腰（牽引）治療，或是去吊單槓，那我也需要嗎？」

「吊單槓與接受牽引治療的原理相同，但以目前的臨床研究與指引，對於拉腰的療效是具有爭議性的，不過，如果運動治療有效果，應該持續保持這些運動，直到腰部問題改善，這倒是目前多數研究一致建議的！」物理治療師也提醒爸爸：「除了執行運動治療外，還可以透過保持日常生活習慣性的活動和快走這類的有氧運動，也會有助於幫助改善您的腰部病情。」對於引爆這次發病的搬重物，物理治療師特別指導了爸爸正確的搬重物的姿勢。

－重物，要這樣正確的搬－

1

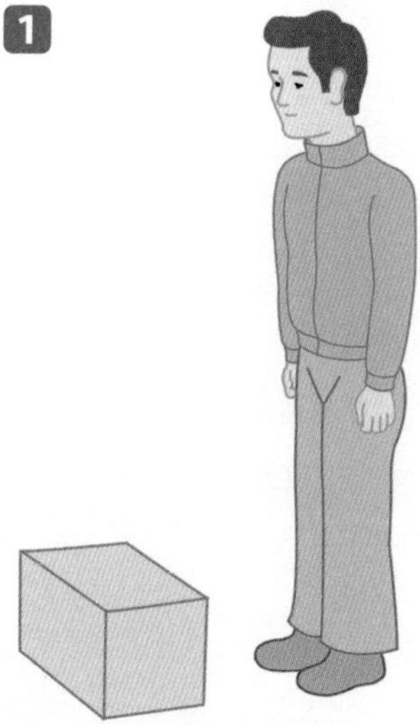

● 注意保持腰挺直，稍微收小腹。

2

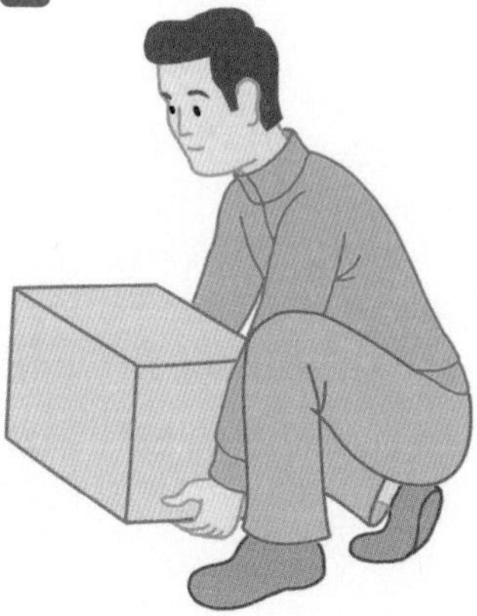

● 雙腳一前一後的蹲下。

3

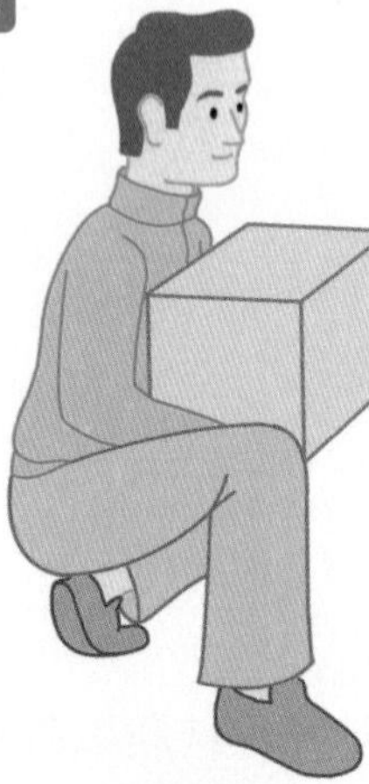

• 用膝關節的力量將自己撐起。

4

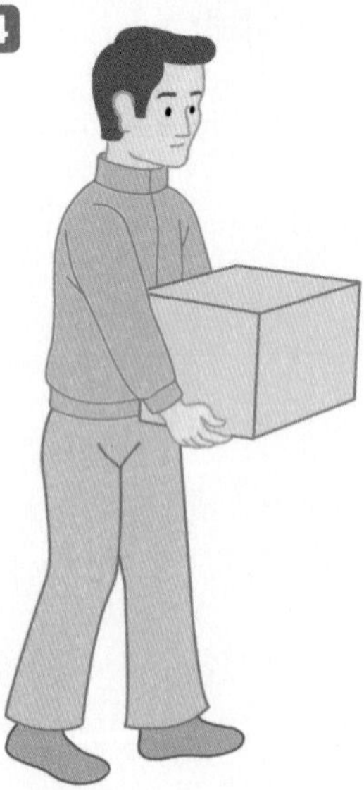

• 抱起重物後，盡量讓重物貼近身體，與身體形成一體。

－床上脊椎運動－

多數椎間盤突出的病患，採取俯臥姿勢會比較舒服，在治療師確定可以做之後，下圖的第 1 項動作對椎間盤突出的病患很有幫助，可以多在床上或地板上練習。

1

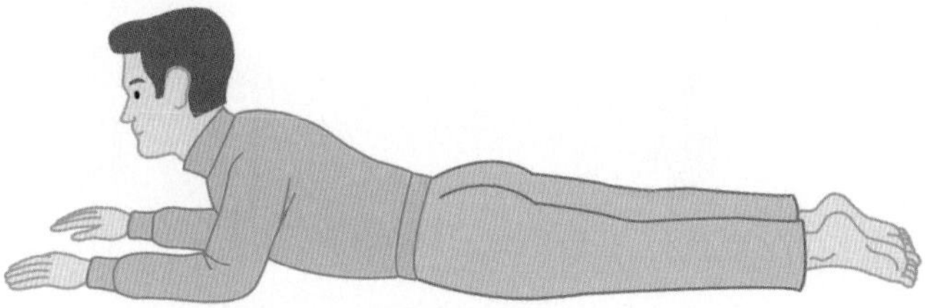

- 手肘撐床，上肢出力，將上半身撐高。
- 肚子不離開床面，在自己可以忍受的範圍動作。

2

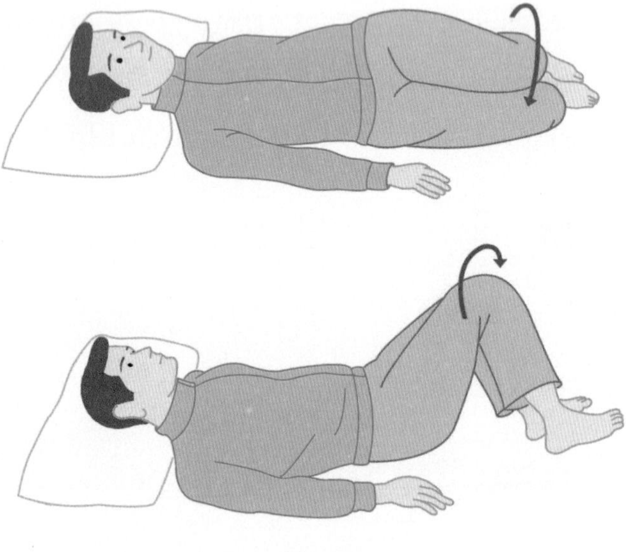

- 平躺膝關節屈曲，頭肩部不動。
- 腿部緩慢左右擺動，帶動胸腰椎轉動，感覺背部有輕微的伸展。

- 如果動作 2 越做症狀越從背部往小腿擴散或是越痛，請馬上停止動作，回診就醫。

－床上脊椎運動的「背肌」訓練－

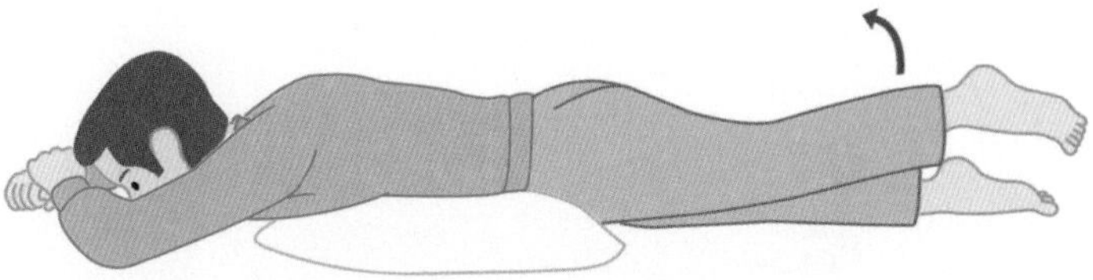

- 俯臥，腹部下墊枕頭。
- 慢慢將單側腿部抬高，感覺背部用力，但骨盆平放床上。

－床上脊椎運動的「腹肌」訓練－

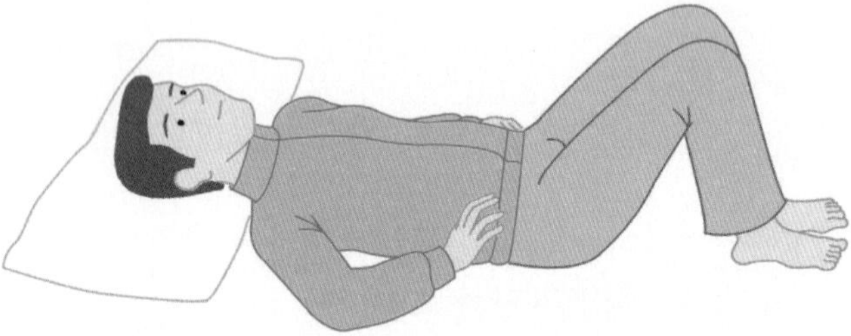

● 仰臥，雙膝微屈。

● 腳板放平踩放床面，肚臍內縮，感受腹肌用力。

● 要幫助脊椎穩定的肌肉，包含深層腹肌、背肌，必須多加練習床上脊椎運動的背肌與腹肌動作，可以幫助病人建立核心肌群的力量，保護脊椎。

－正確起床姿勢，幫助腰部保護－

1

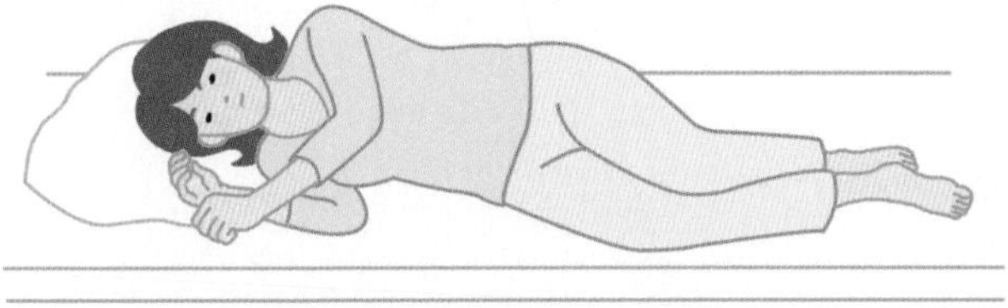

●起床時先側翻。

2

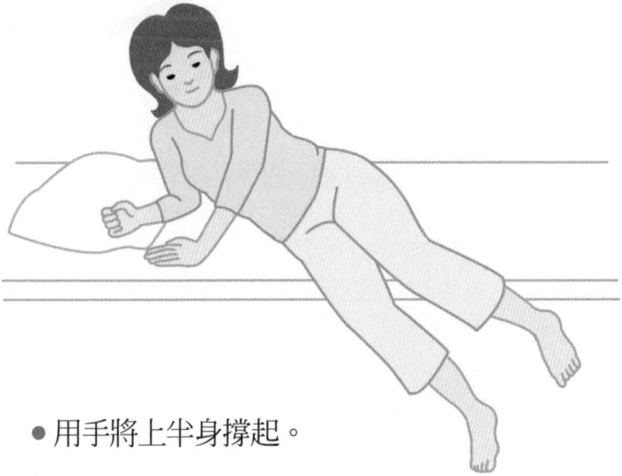

●用手將上半身撐起。

3

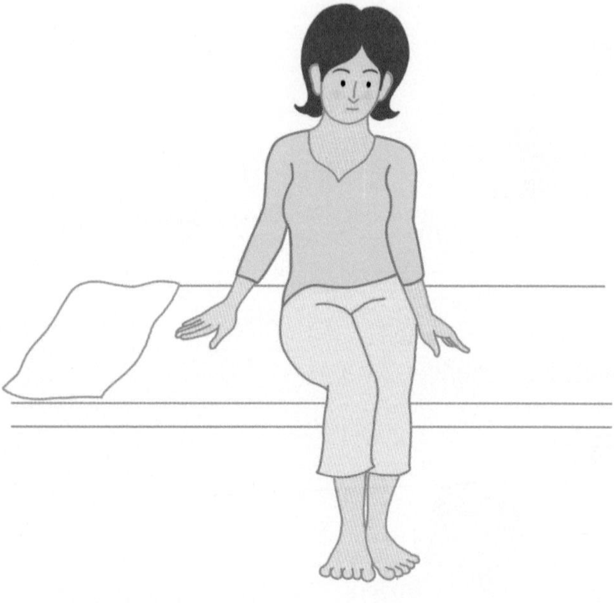

● 臀部向前移動，腳踩地，雙手左右壓床施力站起。

媽媽看到爸爸的狀況改善那麼多，信心十足的問：「我也一樣做這些運動，就可以得到改善了嗎？」

物理治療師笑著對媽媽說：「當然不行啊！每個人的症狀不一樣，運動治療跟藥物一樣，是需要評估後給予病人正確且合適的動作，做了才會有所幫助。雖然不像亂吃藥那樣，會出現副作用，但是就算努力學做這些運動，卻對自己的症狀療效不明顯。」

針對媽媽仔細的評估之後，物理治療師發現媽媽沒有什麼顯著引起疼痛的動作，主抱怨是在臀部到小腿之間的疼痛。媽媽一走路便會讓症狀更痛，痛到一定要趕緊找地方坐下，有時候坐著不小心壓到痛的那個點，也會逼著媽媽得將身體重量壓到另一邊的臀部，讓媽媽坐也不是站也不是。

媽媽提到自己有盤腿冥想的習慣，也因爲這個症狀停練了。透過一些特殊的擺位檢查，刺激了周圍的肌肉和坐骨神經，物理治療師發現媽媽是屬於「梨狀肌症候群」所造成的疼痛。

造成坐骨神經痛的原因很多，其中梨狀肌的緊繃會壓迫坐骨神經引起疼痛，接受正確的治療會讓症狀顯著的改善。引起梨狀肌緊繃的原因很多，趺坐、蹺二郎腿、盤腿坐都可能是原因，而身材比較矮小的女性，更要注意在坐姿時，盡量不要讓自己的腳懸空，應該放個小墊子讓雙腳平放於墊上，避免引發梨狀肌的問題。

梨狀肌的位置，其實還滿好找的，大約在我們褲子後面口袋的位置。

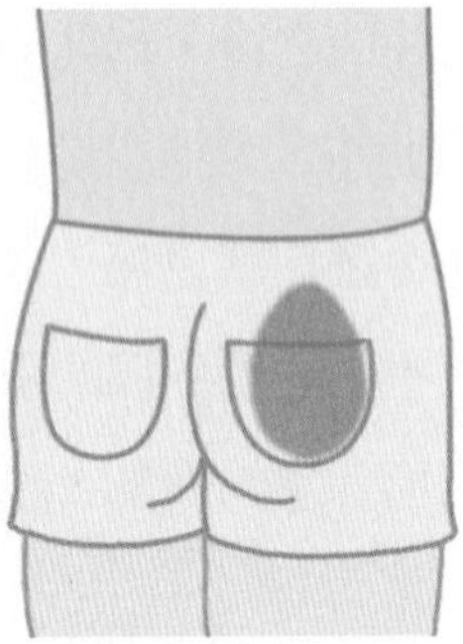

－「梨狀肌症候群」的伸展運動－

1

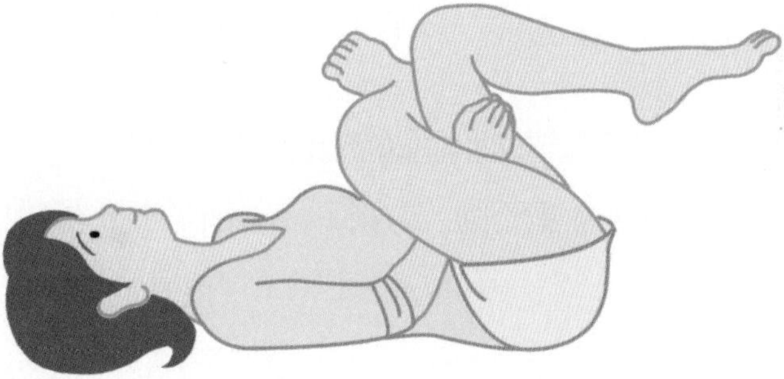

- 先將痛腳蹺腳至非痛腳膝蓋上緣。
- 接著膝蓋彎曲，雙手環抱在非痛腳膝蓋後方。
- 上半身平躺，手用力將雙腳抱至胸前（痛腳髖關節彎曲）。

2

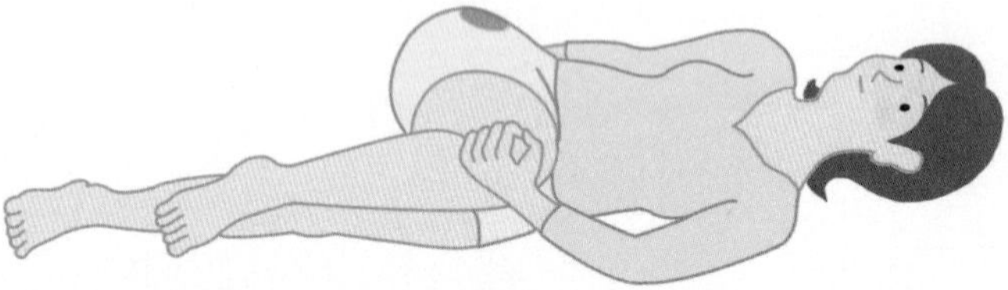

- 痛腳膝蓋彎曲和髖關節彎曲小於 70 度。
- 上半身平躺不動，對側手將痛腳往對側肩膀抱。

……物理治療中心的特別交代……

「梨狀肌症候群」的坐骨神經痛，與椎間盤突出的坐骨神經痛，雖說都是坐骨神經痛，但引起疼痛的原因可能是天差地遠，要執行的運動治療也不同喔。

還有一種腰痛，沒有特定年紀，都有可能會出現的疼痛，屬於非特異性下背痛（non-specific low back pain），其實也占了整體腰痛病人的 80%，這類病人在接受醫師的診斷後，也會轉介至物理治療部門接受治療。

但就文獻上來說，注意個人日常生活姿勢與習慣，並強調腰部的核心肌群肌力訓練，都可以達到顯著的改善。當腰部受傷，請勿等閒視之，隨便吃止痛藥或貼痠痛貼布打發，接受正確的醫療評估與治療，才是對腰部最適當的安全照顧。

楊宛青 / 文

沒打網球也得網球肘

中元普渡大拜拜的到來，讓婆婆媽媽們卯起來採買，單是張羅牲禮供品、金銀紙，就得準備好幾份，因爲拜神敬鬼要有分之外，連拜過甲神的供品，若再順便拜乙神，會有大不敬、沒誠意的顧慮；看到提著大包小包，走到氣喘吁吁的婆婆媽媽們，眞的是好辛苦。

這天上午，邱媽媽走著走著，突然感覺右手臂的手肘外側一陣疼痛，尤其在手握拳出力和手腕出力提起重物的時候，痛得實在沒辦法把採買的數袋供品提回家了。

「爸爸啊！趕快開車到菜市場口接我回家，我的手突然痛到沒辦法出力了。」媽媽趕緊掏出手機求救。

十分鐘後，邱爸爸開車趕到菜市場口，跟太太會合。

「怎麼會突然這麼嚴重啊？要不要直接帶妳去醫院檢查看看？會不會是中風了呢？不然怎麼會突然沒力氣？」

「不要亂說啦！可能是最近忙著準備普渡拜拜，東西提多了，才會突然痠痛無力起來，回家休息一下應該就沒事了！」邱媽媽邊說邊指揮老公把放在地上的大包小包購物袋搬上車。

「天啊，妳可眞會買，拜完之後這麼多東西，又得連吃好幾天的剩菜了。」

到家後，邱媽媽趕緊用痠痛貼布覆蓋在右手臂的手肘外側，窩在沙發上傷腦筋擔心：萬一手痛都不好，明天社區的中元普渡大拜拜，可能就得要大費口舌說服無神論的老公出馬幫忙了。

電視新聞正在播報著：「醫師表示，農曆七月，因爲祭祀拜拜多，媽媽們罹患網球肘到門診求醫的病例數，近期的確增加一到兩成左右。病患一般會有前臂痠痛、手肘外側壓痛的表現。如果各位媽媽們有類似的症狀，接受我們採訪的物理治療師，將教導大家如何做減輕手肘痠痛的復健運動。」

「網球肘？怎麼症狀聽起來跟我的症狀好像？」

「別在那邊像不像了，年紀到了，有不舒服就該看醫師，痠痛貼布如果眞能有效治痠痛，醫師就喝西北風了。」

「就只會出那張嘴唸唸唸，眞關心，你就陪我去看醫師。」邱媽媽沒好氣的翻著白眼。

門診醫師檢查之後；「是網球肘沒錯。」

「我太太根本就不會打網球，怎麼也會得網球肘？」

「網球肘，正式的學名是肱骨外上髁炎，因爲許多網球選手在開球、擊球或使用單手反拍時，若有不當的揮拍姿勢，就容易會發生這個症狀，是運動傷害中常見的一種疾患，網球肘的名稱便因此而來。」醫師很有耐心的加以解釋：「像家庭主婦、打字員、油漆工、泥水工等，常從事持續性肌肉負荷、高重複性的費力工作者，也都是醫院門診中常見的病患，發作和季節的變化無關，但與使用肘關節或前臂及手腕轉動之頻率有關。也有可能因爲手肘突然一次用力不當而初次誘發。通常患者多爲 40 歲左右的中年人，所以也有人稱之爲『四十肘』。」

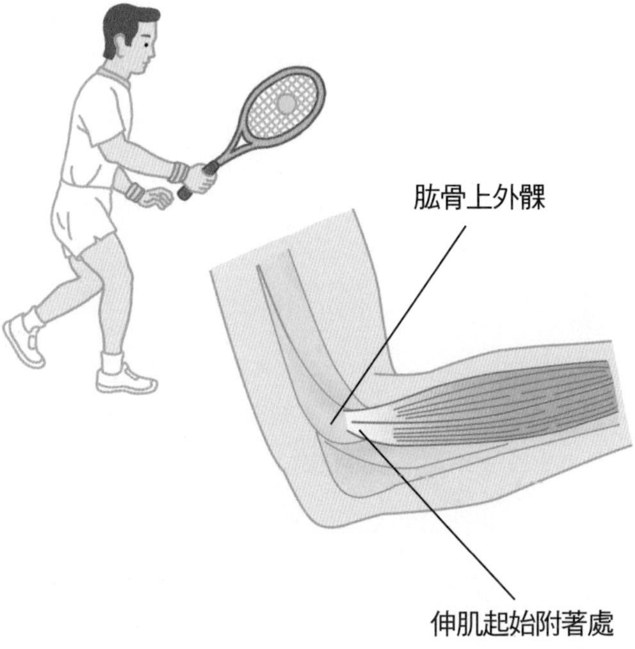
肱骨上外髁
伸肌起始附著處

「網球肘主要是因爲肌腱長期被強力拉緊後，肌腱附著處出現彈性疲乏，或發生部分肌腱撕裂傷，若反覆出現且休息不足，進而演變成急性或慢性肌腱炎。我會先開消炎止痛的藥讓妳減緩疼痛，但是物理治療更爲重要，你們等會還是要去找物理治療師幫忙。」

邱媽媽來到物理治療室，物理治療師進行了伸腕試驗的理學檢查，讓邱媽媽握拳後手腕往手背方向勾起，治療師給予一個固定向下的阻力，在邱媽媽的拳頭掌背處，要求邱媽媽向相反方向用力抵制，若手肘外側發生疼痛，可更確認爲網球肘。

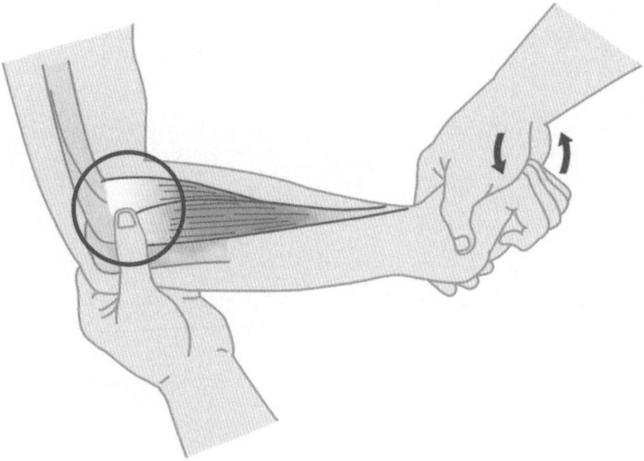

「對對對！就是手肘這邊好痛。以前都沒有印象這樣痛過，網球肘會好嗎？」

「網球肘通常是累積性傷害，很少突然發作，初期主要症狀是肱骨外上髁附近有壓痛感，並不易察覺；逐漸地才會出現單方向性的用力疼痛，發病時，就像您在拿取重物、搓洗衣物、扭絞毛巾、提茶壺倒水時，就會發生手肘外側部位的痠痛或劇痛。」物理治療師順便做起衛教：「網球肘症狀輕微的話時隱時現，適度的休息經數月之後，有部分人能自然痊癒。但嚴重的話，可能症狀反覆發作，成爲持續性的痠痛、手臂無力；當前臂向前伸時，也常因痠痛而活動受限。有時痠痛會向前臂上層放射，若還不理會不管，將造成慢性痠痛，甚至演變成骨膜發炎、肌肉痙攣、造成筋膜發炎。」

「所以我現在該怎麼辦呢？」

「立即多休息外，建議您可以在局部冰敷一天減低發炎，通常過幾天便會改善許多。如果超過 3 天以上，可以考慮局部熱敷，並且使用固定帶或護肘套在手肘下方約 5 公分的地方，將肌肉綁緊，使肌肉在用力時不會過度用力，以免再度受傷。

在症狀還沒完全消失之前，保護手肘外，還要配合系列物理治療運動，才能有效根治。」

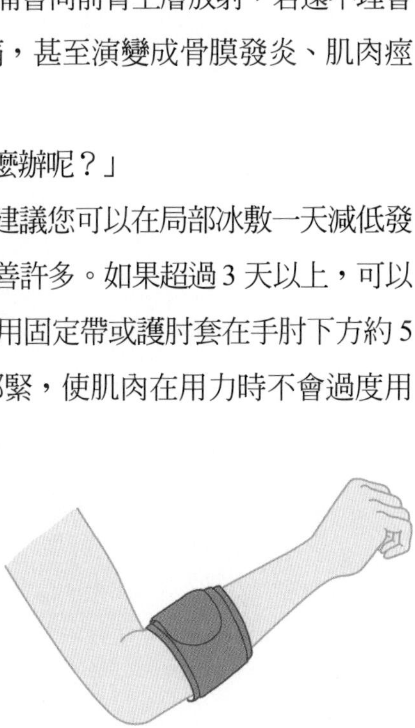

—改善手腕關節伸肌柔軟度運動—

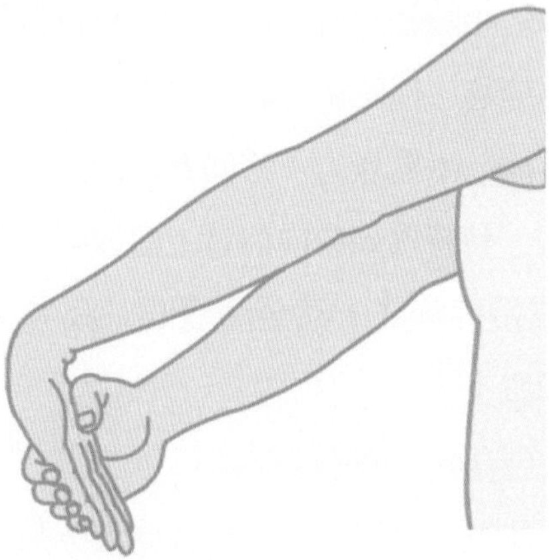

- 把手放在身體的前方，手肘伸直，手掌朝地板。
- 將另一隻手放在手背處，往地板的方向拉緊。
- 要感覺到前臂的背側有緊緊的感覺，記得不要拉到痠痛；然後再慢慢回復原位。
- 一天 3 次，一次 10 下，一下停留 10 秒鐘。

－改善手腕關節屈肌柔軟度運動－

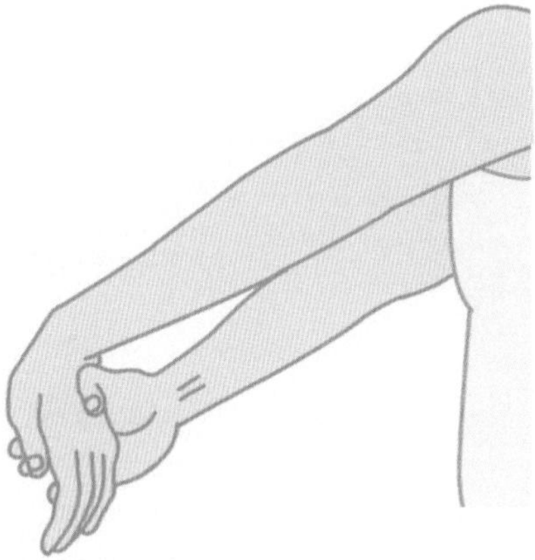

- 把手放在身體的前方，手肘伸直，手掌微朝上。
- 將另一隻手放在手指處，往地板的方向拉緊。
- 要感覺到前臂的腹側有緊緊的感覺，記得不要拉到疼痛；然後再慢慢回復原位。
- 一天 3 次，一次 10 下，一下停留 10 秒鐘。

—手腕關節伸肌的深層摩擦按摩—

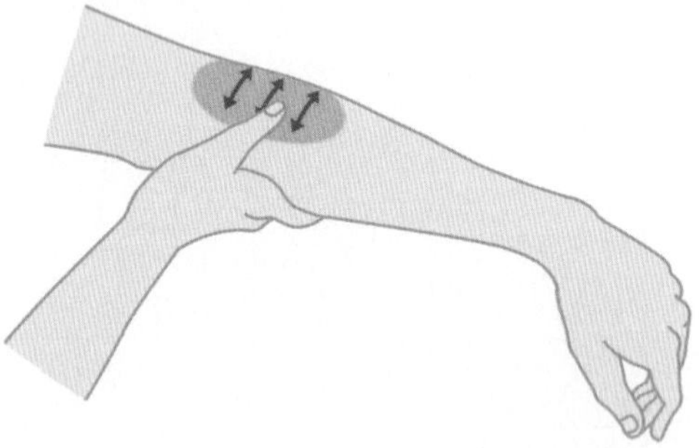

- 在可以忍受疼痛的範圍內，在關節伸肌處用大拇指下壓。
- 以垂直肌肉纖維方向，做深層肌肉按摩，可讓僵硬的肌肉舒緩。

－手腕及前臂肌力綜合訓練－

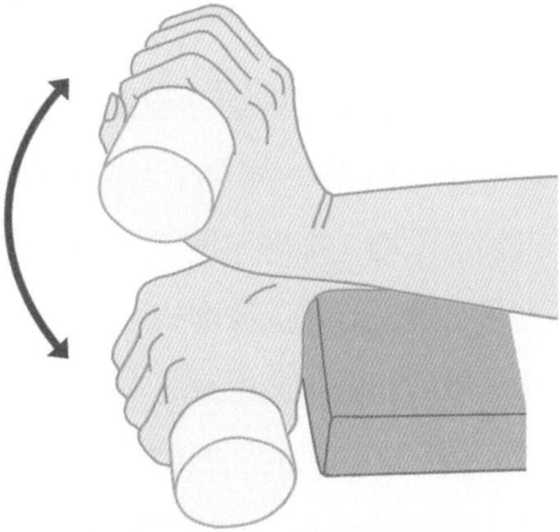

- 手拿加水寶特瓶、沙包或啞鈴練習，由手腕稍微下垂開始。
- 緩慢將手腕抬起，重複 10 次。
- 手肘開始時是採取彎曲 90 度姿勢，再慢慢將手肘伸直來，進行肌力訓練運動。

●可慢慢增加重量與次數，剛開始建議由低阻力（如 0.5 公斤）、高重複次數開始。

.......物理治療中心的特別交代.......

罹患網球肘來尋求物理治療的病患，八成都是家庭主婦；家庭主婦例行的工作，如買菜、提重物、切菜、剁肉、炒菜、打掃、吸地、拖地、抱孩子等等，幾乎無一不用到手肘的力量。逢過年過節激增的工作量，亦使負荷超重的手肘發出了求救訊號，使得家庭主婦成了門診中網球肘的主要患者。罹患網球肘的媽媽們，常常直覺自己不可能有運動傷害，事後仔細回想，才驚覺原來提重物造成的受傷。

面對網球肘，物理治療層面還要考慮更廣，才能從根本原因上來改善問題。若已出現輕微症狀的民眾，先經專業醫師診斷與物理治療師的運動治療，但病人須主動配合在家進行運動，有效增加手腕關節伸肌肌肉力量、手腕關節伸肌柔軟度，有效緩解局部疼痛，避免症狀復發。

運動治療前，建議患側先泡熱水或熱敷，先做牽拉運動與深層摩擦按摩，再做肌力訓練，最後再做一次牽拉運動，以減緩肌力訓練所造成的緊繃感。若運動後有疼痛情形，請立刻停止運動，並且尋求物理治療師的協助。

陳君豪 / 文

從爬樓梯看體適能

歲末年關，林媽媽跟奶奶起了個大早，到傳統市場辦年貨。一路上看到了好多特價品和新鮮食材，無法抗拒誘惑的婆媳倆，最後買了一袋又一袋，直到提不動才作罷。林媽媽不忍心讓奶奶拿重，所以自己手上就拚命拎著一堆東西回家。

回到三樓的家，林媽媽喘到連話都說不出口。

晚上林媽媽悄悄跟妹妹吐苦水：「我眞的是老了不中用，早上去買個菜回家，才爬兩層樓，就快喘不過氣來。」

「妳應該是平常都守著奶奶待在家，又不喜歡運動，心肺耐力跟手腳的肌力，都隨年齡退步了。不如找一天我沒課時，帶妳去做個健康體適能的評估，請物理治療師幫妳設計一套運動，否則年紀越大行動起來會越辛苦。」

「健康體適能是什麼呀？現在人的花樣眞多，我們這一輩的人，只要能吃、能喝、能睡、能拉，沒生病就算健康了，哪來那麼多學問？」

兩天後，妹妹帶著媽媽到國民體適能檢測站，做健康體適能檢查。

「您好，我是妳的體適能檢測員，也是一位物理治療師，今天我會幫妳做體適能檢查並給妳一些運動建議喔。」

「請問什麼是體適能啊？」林媽媽很好奇：「我只聽過『體能』不好，或『體力』差，沒聽過『體適能』耶，體適能不好會有什麼問題嗎？」

「體適能，是指您的身體具備某種程度的能力，足以安全而有效地應付日常生活中身體所承受的衝擊和負荷，免於過度疲勞，並有體力享受休閒及娛樂活動的能力。」

「治療師，你說了一堆我覺得好抽象喔，你可以說得再簡單一點嗎？」

「哈哈，對不起，我的老毛病又犯了，簡單來說體適能就是指與健康有密切關係的心肺血管、肌肉等組織的功能狀況。有良好的體適能，才可適應日常生活、工作或娛樂，並有助於各方面健康的均衡發展喔！」

「喔，那我懂了，那請問待會到底要測啥？」

「待會我們要檢測的項目包括您的腰圍、身高、體重，並計算出您的身體質量指數（Body Mass Index, BMI）、心肺耐力、腹部肌耐力，以及下背與腿後側柔軟度。請您先幫我填以下這份問卷好嗎？」

體能活動準備就緒問卷

- 你的醫生是否曾說過你心臟方面的問題，而且你只能從事醫生所建議的身體活動？

  □是　□否
- 你從事身體活動時是否經常會發生胸痛的現象？

  □是　□否
- 過去幾個月來，當你未從事身體活動時是否也有胸痛的現象？

  □是　□否
- 你曾經因爲感到暈眩甚至失去意識而失去平衡嗎？

  □是　□否
- 你是否有骨骼和關節的問題（例如背部、膝蓋或臀部），且會因運動而增加其嚴重性嗎？

□是　□否

- 目前你的醫生是否有開藥（例如利尿劑）來治療你的血壓或心臟疾病？

□是　□否

- 你是否有其他不應該做運動的理由？

□是　□否

如果在你的答案中有任何「是」時，在開始做檢測或運動前，務必先請教相關科別的醫師。

「我除了體力很差外，其他都還好啦！」林媽媽笑得好靦腆。

「好，如果妳填答的都是『否』的話就沒問題，待會我們開始逐項檢測，但如果您有任何原因導致妳無法繼續檢測，都可以馬上告訴我，我們隨時都可以停止的，請放輕鬆別緊張。」

「OK ！那我們先過來測量腰圍，還有身高體重吧。」

身體組成

關於身體組成，一般是測量腰圍以及身高體重，並由身高與體重計算出身體質量指數（BMI）。

腰圍

以皮尺量測腹部中線寬度，即肋骨下緣與髂骨嵴上緣的中分線，皮尺必須拉緊但不可壓迫皮膚，且在正常吐氣後量測。

身體質量指數 BMI

量測體重時，應穿著輕便衣物以減少誤差。身體質量指數 BMI 的計算方式爲：

$$\text{BMI} = \frac{\text{體重（kg）}}{\text{身高（m）}^2}$$

成人的 BMI 標準

肥胖定義	身體質量指數（BMI）	腰圍（公分）
體重過輕	BMI<18.5	
健康體位	18.5≦BMI<24	
體位異常	過重：24≦BMI<27 輕度肥胖：27≦BMI < 30 中度肥胖：30≦BMI < 35 重度肥胖：BMI≧35	男性≧90 公分 女性≧80 公分

「林媽媽，妳的腰圍是 85 公分，身高 158 公分，體重 65 公斤，BMI 是 26。腰圍超標了 5 公分喔，我們建議國人女性的腰圍，需小於 80 公分。另外您的 BMI 也落在過重的範圍，所以體重和腰圍都需要控制一下喔。」

妹妹頑皮的跟媽媽扮個鬼臉：「媽媽妳需要運動減重喔！」

「妹妹妳別在一旁說風涼話！」

「接下來我們用登階測試來測量妳的心肺耐力，如果測量中有任何身體不適都可以隨時停止，千萬別勉強喔！請先聽我講解示範一次。」

心肺適能

指肺臟從空氣中攜帶氧氣，與心臟將氧氣輸送到組織細胞加以使用的能力。心肺耐力是健康體適能中最重要的一項，也是全身性運動持久能力的指標。心肺耐力較佳，運動可以持續較久、且不會很快疲倦、工作時間更久，更有效率。

一般以「3 分鐘登階測試」測驗心肺適能，測試前需準備一 35 公分高的台階與節拍器，並調整至每分鐘 96 拍的頻率。測試時，聽「預備」口令時保持準備姿勢；聽「開始」口令後——

- 節拍「1」時，受測者先以一腳登上台階。
- 節拍「2」時，另一腳隨後登上。
  受測者在台階上之雙腿應伸直。
- 節拍「3」時，先登階的腳先下來至地面。
- 節拍「4」時，另一腳再下來。

受測者隨著節拍器之固定頻率，連續上上下下地登階 3 分鐘。完成 3 分鐘的測試後，測量休息後 1 至 1 分 30 秒、2 至 2 分 30 秒、3 至 3 分 30 秒，共三個 30 秒的腕脈搏數。若受測者上下台階的節拍慢了 3 次以上，或在未到 3 分鐘前已無法持續登階運動時，應立即停止，記錄受測者的運動時間並測量休息的脈搏數。最後計算心肺耐力指數，指數須再對照常模，即可得知心肺適能等級，常模可上教育部體育署體適能網站上查詢。

$$\text{心肺耐力指數} = \frac{\text{運動持續時間} \times 100}{\text{恢復期三次脈搏之總和} \times 2}$$

「呼呼呼，這個項目真的好累，我休息到現在都還有點喘，腳也有點痠耶。」

「結果出來了。咦、林媽媽，您的心肺耐力指數是『48.6』，落在『略差』的等級耶，應該是平常缺乏有氧運動的訓練，我建議妳一個禮拜起碼一共要做 90–150 分鐘的中等強度有氧運動，而且每次至少要做 10 分鐘以上喔。」

「什麼有氧運動？什麼中等強度？我聽不懂啦！」

「有氧運動就是指能有效刺激心、肺功能的運動，中等強度喔，就是覺得在做這項運動時，有一點喘，還可以講話，但無法完整地唱一首歌。」

「治療師，我想請問我日常的一些活動，例如做家事、去市場買菜，整理庭院等，這些難道不是運動嗎？」

「妳問得很好！一般我們稱『活動』，是指身體運用骨骼肌，且能產生實質能量消耗的任何身體動作。但『運動』則是指個人藉由特殊的活動方式，有組織、有計畫、有目的地維持或促進體適能的身體活動喔。因此妳剛剛說的那些身體活動，應該稱呼爲『活動』或『勞動』，而不是『運動』！勞動確實會讓身體的活動量增加，但如果我們沒養成規律運動的習慣，長期地勞動下來，有可能會造成身體的勞損呢。」

「原來如此，聽你這麼一說我就清楚多了。」

「沒問題的話我們就來測試下一項吧！待會我們以一分鐘仰臥起坐來測試妳的腹部肌耐力。」

聽到仰臥起坐，林媽媽面有難色。

「天啊，我最害怕這項了，這幾年我的腰越來越粗，肚子也都鬆鬆垮垮的。」

肌肉適能

可分爲肌力與肌耐力。肌力指的是肌肉對抗某種阻力時所發出的力量，一般而言，是指肌肉在一次收縮時所能產生的最大力量。

肌耐力則是指肌肉維持使用某一程度肌力時，所能持續用力的時間或反覆次數。一般我們以仰臥起坐，計時一分鐘，來測試腹部肌耐力，再將次數對照常模，即可得知腹部肌耐力的等級。

「停！時間到！林媽媽您一共做了 9 下。」

「我的肚子好痠喔，眞的起不來了。」

「林媽媽，妳的腹部肌耐力也是落在『略差』的等級喔，還有一些進步的空間，建議妳在家就可以用仰臥起坐的方式來鍛鍊腹部肌耐力，以每回 8–10 下，每天做兩三回，再慢慢增加每回的次數喔。」

媽媽已經開始面露疲態了。

「好的，我們進行最後一項測試吧！」

「什麼，還有啊！」

「加油，這是最後一項了，請妳過來這邊，最後我們用坐姿前彎來測量妳的下背和腿後側肌群柔軟度。一樣先聽我說明講解一次。」

柔軟度

指單一關節或一連續關節的活動範圍。或指在關節生理限制內，伸展肌肉和肌腱的能力。一般以「坐姿前彎」來測試後腿與下背關節之間組織的柔軟度。

測試時，準備一布尺與有色膠帶。測試者腳跟置於有色膠帶上，腳左右分開 30 公分貼齊膠帶，並從腳跟連線中點放置一布尺垂直有色膠帶，交會處訂爲布尺的 25 公分。受測者須保持膝蓋伸直，兩中指互疊上半身前彎觸及布尺停留 2 秒，即爲測試成績。可先嘗試 1 次，測驗 2 次，取最佳成績的成績再對照常模。

「好，可以休息了！林媽媽妳的最佳成績是 11 公分，落在『很差』的等級喔，請妳要多做一些柔軟度運動才行。」

「我的身體平常就硬叩叩，原來柔軟度這麼差。」

「林媽媽，綜合來講，妳的體適能並不及格喔，請妳依照我們今天的建議，開始養成運動的習慣吧！」

看媽媽盯著體適能檢測報告發愣，妹妹說：「放心啦，我會陪妳做運動的！這下子，我就可以堂而皇之地督促妳做運動嘍。」

「別忘記三個月後，林媽媽要再來做一次測試，也可以當作成果驗收，自我加油呦！下次見。」

「治療師謝謝你，今天收穫良多，我會好好運動的！」

完成了健康體適能檢測後，可根據自己的檢測結果得出體適能等級，並了解需改善的部分，以進一步訂定個人的運動計畫。運動的「專一性」指的是當只從事規律的肌力訓練時，並無法顯著地提升心肺耐力或柔軟度。因此只有針對要加強的體適能項目，做特定的訓練計畫，才能有辦法提升自己各層面的健康體適能。

心肺適能的訓練原則

有氧運動的類型非常多，如慢跑、快走、騎腳踏車、游泳等大肌肉的連續活動，都可歸類爲有氧運動，讀者朋友只需從事自己有興趣且擅長的運動項目即可。一般有氧運動建議量，可依強度不同而有所差別：

中等強度有氧運動

建議每次最少從事 10–30 分鐘，且以一個禮拜 5 次，一周可以達到 150 分鐘以上爲目標。

高強度有氧運動

高強度有氧運動是指從事此項運動時，會覺得非常地喘，連說話和唱歌都沒有辦法。若從事的是高強度有氧運動，則建議一個禮拜 3–5 次，一次 10–30 分鐘，一周只要做到 75 分鐘以上即可。

肌肉適能的訓練原則

訓練肌力與肌耐力時，可選用啞鈴、彈力帶、重量訓練器材，或利用自身體重爲阻力的墊上運動等方式進行。

超負荷原則

超越自己目前的肌力水準，進行訓練量和訓練強度的量化控制，以增進肌纖維的數量，並促進神經徵召肌肉的功能。

特殊性原則

- 肌力訓練通常以 70%–80% 的最大肌力，實施 8–12 次，每個肌群 2–4 回。

- 肌耐力訓練，則以 50%–70% 的最大肌力，實施 15–20 次，共 2–4 回。

平常我們很難量測自己的最大肌力，因此我們可以先選用較輕的彈力帶或啞鈴，若可以做到 15–20 下才覺得需要停止休息，那麼鍛鍊到的是肌耐力。

假如選用的重量更大，且只能重複 8–12 下就需停止休息，鍛鍊到的便是肌力。肌耐力是肌力的基礎，訓練時應從訓練肌耐力開始，並逐漸增加負荷強度，減少次數，以訓練肌力。

漸進原則

透過漸進式的訓練強度和訓練量，可以明顯地增進肌力、肌耐力並降低脂肪的儲存量，且漸進原則也可避免運動傷害發生。每個人各有不同的體質，對訓練適應及進步的情況也會有差異。因此不需與別人比較，而應以自己的身體狀況訂定計畫。

柔軟度的訓練原則

身體的柔軟度隨著年齡的增加而下降，因此訓練柔軟度——

- 應持之以恆，最好每天都做。
- 訓練之前應先做暖身運動，譬如走路、慢跑等，以提高體溫，增加肌肉、韌帶的延展能力，避免傷害的發生。
- 進行柔軟度運動時，被伸展的肌肉建議每次停留 10–20 秒，一回伸展 4–6 次即可。

詳細的肌肉伸展方式，請讀者可以參考本書「運動前的暖身怎麼做」該篇所介紹的各個肌群的伸展運動。

……物理治療中心的特別交代……

各位讀者，其實不一定需要做過專業的體適能檢查評估以後，才可以開始從事運動喔！若您在塡答過本文中介紹的「體能活動就緒準備問卷」後，並無特定會因運動而造成危險的狀況，即可開始從事運動。

但切記需在運動前做足暖身與全身大肌肉群的伸展，以及運動後的收操，以預防運動傷害發生。沒有特效藥可以對抗「坐式生活」所造成的危害，運動就是唯一的解藥，朋友們請別再遲疑，讓我們爲健康動起來吧！

陳甫銓 / 文

下床踩不了地、邁不開步

「每年備受矚目的百貨週年慶開打，一如往年上午一開門營業，大批早已等待多時的顧客便衝進去大肆血拼，爲該公司創下單日營業額的新高……」

看著新聞播報消費者幾近瘋狂的搶購特價品畫面，孫家姊姊忙撥起手機：「喂，小玲嗎？明天周六一早，我們一起上場去血拼吧！」

隔天孫姊姊和小玲花了一整天時間逛百貨公司，光是排隊搶購化妝品，就花了將近五個鐘頭，接著當然不放過到各樓層掃貨花了三個多小時，直到百貨公司關門，才提著大包小包心滿意足、開開心心地回家，準備和媽媽分享今天的戰利品。

「眞的好開心喔，還好今年搶在周年慶才開始就趕快去排隊，買到好多組打折又買一送一的化妝品，接下來一年都不用擔心化妝品斷貨了。」

「逛一整天，都不累嗎？」媽媽狐疑的問。

「下午的時候，走到後來，兩隻腳的腳底好痠、還會痛，要不然，小玲還說明天再逛，我可是先投降了！」

「妳是不是遺傳到了爸爸的扁平足啊？爸爸以前陪我逛街，總不到兩小時，就會一直喊腳底痛到走不動了。」媽媽以過來人的經驗建議：「晚上洗澡時，讓雙腳泡一下熱水，促進血液循環。睡覺的時候把雙腳墊高，明天起床應該就會好多了。」

隔天孫家姊姊睡到日上三竿。

「哇！好痛啊！」

媽媽聽見慘叫，趕緊跑進房間，看見姊姊跌坐在床沿雙手不斷摸著左腳的腳跟。

「怎麼腳痛沒有比較好嗎？」

「起床腳一踩地，就痛到站不住、邁不開步走。」孫家姊姊都快哭出來了。

自從百貨公司週年慶逛街血拼後，每天早上起床，孫家姊姊腳一踩地，足跟就出現劇烈的刺痛，非得咬牙切齒忍耐、勉強走十多分鐘後才會逐漸緩解。最近在辦公室坐久了，一站起來，腳就開始痛。孫家姊姊本來還以爲多休息幾天就能減緩疼痛感，但由於症狀一直沒見改善，只好乖乖的求助醫師。

門診醫師鐵口直斷：「足底筋膜炎！妳平常都穿什麼鞋子上班和逛街？」

孫家姊姊指著腳上穿著的帆布鞋：「都是這款的鞋子，穿起來舒服、而且年輕、比較好搭衣服。只是最近腳痛之後，穿平底鞋反而更不舒服。」

「這就是問題所在了；妳除了接受物理治療外，還需要換一雙好一點的鞋子。」

「我這雙已經是價錢不菲的名牌鞋了耶，還不夠好啊？」

「一雙好鞋，應該是看能不能符合人體力學吧？」

醫師的一句話，堵得孫家姊姊啞口無言。

「我們的足底筋膜，是由很厚、多層的纖維筋膜所構成，它的起點在腳底跟骨的前方，呈放射狀向前延伸成一扇形而附著於趾骨上。中央的部分，作用是拉緊跟骨及足部，使腳底呈現拱橋狀，就是所謂的『足弓』。使我們在行走時能承受足底的壓力，而且具有彈性、能吸震與適應地形。不論是年輕人或中年人，常常會遭受足底筋膜炎疼痛之苦，這樣的案例門診每天都可以看到，可見足底筋膜炎的普遍性，只是女性的發生率較男性高，而且雙腳也可能一起發生。」

「那為什麼我的朋友們大家都是穿平底鞋，也沒有聽到她們有類似的抱怨啊？」孫家姊姊還是不服氣。

「容易罹患足底筋膜炎的高危險群，與不正常的足部結構有關，像妳的雙腳都是扁平足，就是好發足底筋膜炎的族群；病人也可能來自過度使用腳部、或過度負荷，例如肥胖、長短腳，或需長時間站立、行走的人。當然，症狀發作也與個人所穿的鞋子有非常大的關係，長時間穿著不適當的鞋子，像是鞋底太薄太硬、平底鞋的缺乏良好足弓支撐及吸震力，都容易加速產生足底筋膜炎。」

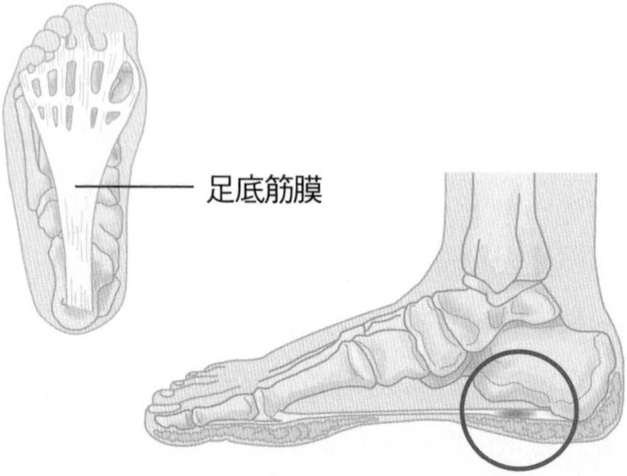

醫師決定機會教育一下：「足底筋膜炎的大部分病人就跟妳一樣，都是使用過度，例如站立太久，走太多的路、慢跑、經常走健康步道，或是在不平的石子路面走太久。這些活動都會使足底筋膜受傷，進一步造成急性或慢性的發炎。典型的臨床症狀，像妳一樣，早上一下床踩到地板時，腳底下會有劇痛，但多走幾步或幾分鐘後，疼痛就漸漸減輕；然而如果繼續站立，走太久或到了下午，疼痛感反而會加劇，而且會因爬樓梯而更加重症狀，可以持續很長的時間。大部分的人開始時都是置之不理，拖久了，會引起慢性發炎疼痛。」

「唉！」孫家姊姊嘆口氣：「看來我的足底筋膜炎，還眞是典型呢！」

「目前除了減少疼痛外，還需要防止再發，所以我會讓醫院的物理治療師告訴妳，該做什麼樣運動治療跟保養。」

到了物理治療室，物理治療師邊做完整的理學檢查邊說：「要治好足底筋膜炎，首先雙腳得適度的休息、減少腳底的負重、暫時避免站立太久，所以爬山、健行、走健康步道和慢跑都要暫停，直到疼痛完全消失爲止。其次妳得要配合做一些肌肉伸展運動來減輕症狀，同時還要愼選鞋子，鞋子的大小要適中；穿鞋要以適合自己的腳最重要，貴的不一定比較好。鞋墊也很重要，可以幫助減輕足部的負擔。」

「現在眞的很痛，不能吃止痛藥就好嗎？很痛做運動有效果嗎？」孫家姊姊聽到「要做運動」眉頭一皺，那可是她一點都不喜歡的事。

「足底筋膜炎的患者，一般可以在足底部位冰敷，減少發炎時的疼痛。但由於足底筋膜炎主要是筋膜拉力過大造成，平常可以多練習足底筋膜放鬆伸展運動，促進肌腱肌肉強化的運動，能更有效改善症狀。這些運動主要目的是爲了伸展足底筋膜，一方面可以幫助早日癒合，另一方面則是避免再次受傷。特別是每天早上睡醒剛下床時、休息或是久坐之後，要起來步行時，先做一做足底筋膜的伸展運動很重要，牽拉動作必須持續達 15 秒時間才可以達到效果唷！」

「放心，我可不希望以後走路都這麼不舒服，我回家會好好練習的。」

－足底筋膜及小腿後方肌肉拉筋運動－

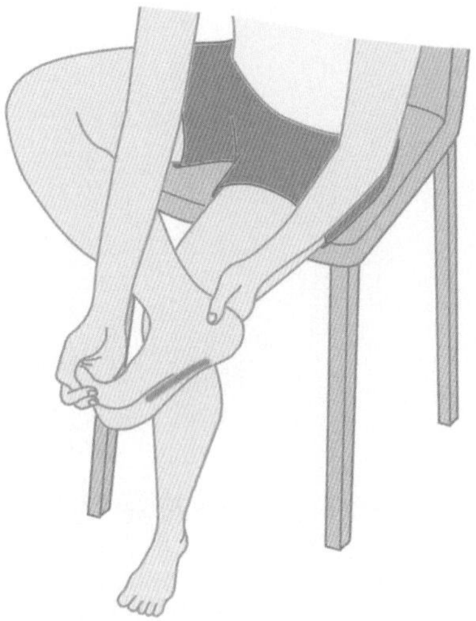

● 徒手抓住腳趾頭，往腳背方向拉；維持 10 秒鐘。

－足底筋膜放鬆法－

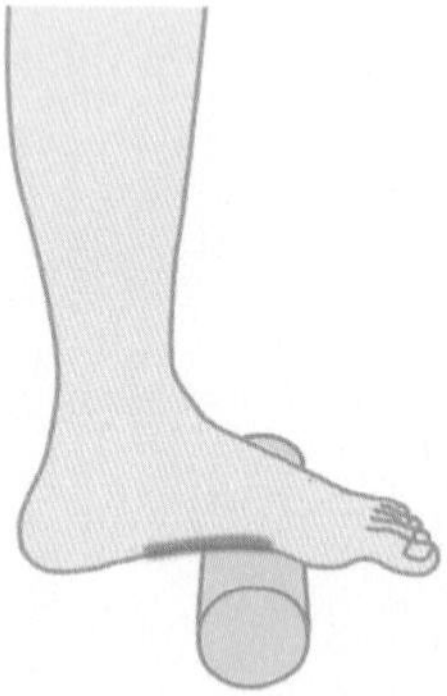

- 採坐姿，腳掌踩在網球、擀麵棍或任何圓柱體的上方。
- 前後滾動球或棍等圓柱體，來放鬆足底筋膜；維持 10 秒鐘，能有效放鬆緊繃之足底筋膜。

此外，前面「打球的足踝關節扭傷」提過的「腳趾抓毛巾」，可以重建足部小肌肉的肌力，幫助穩定足弓，協助步態穩定；以及「運動前的暖身怎麼做」裡的小腿後側肌肉伸展運動的「弓箭步」，都一樣對足底筋膜炎的復健有所幫助。

一雙合腳，且避震效果佳的鞋子

選擇一雙合腳且避震效果佳的好鞋子非常的重要，單是外形好看，但是設計不良的淑女鞋、帆布鞋，在足底筋膜炎復健階段應避免穿著。

鞋墊

治療性量身訂製的鞋墊也是一種選擇，鞋墊可以提供足部支撐，避免足底筋膜過度伸張。軟硬適中材質的鞋墊可增加足弓吸震能力，有效分散步態中地面的反作用力對足底筋膜所造成之衝擊與張力。如果天生足部的構造異常如扁平足，在足底筋膜炎治療過程中，治療性鞋墊更是不可或缺的輔具，需借助它加以矯正並提供足部支撐。

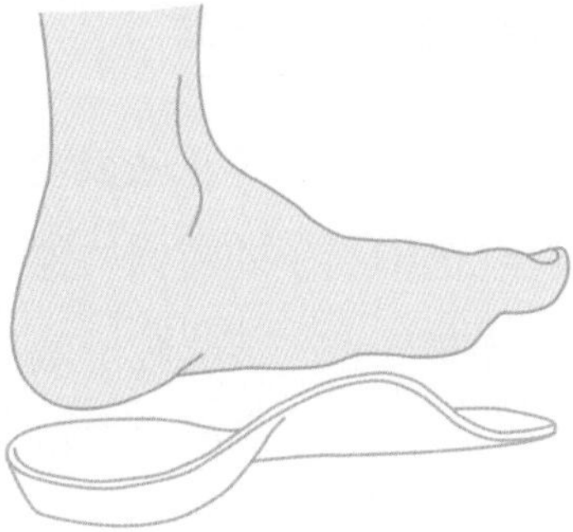

如何選購一雙好鞋

這是很多朋友的困擾，當外形與功能性不能兩全時，多數人還是選擇購買「好看」的鞋來穿。事實上，包括許多父母，爲了節省買鞋的開銷，常買過大尺碼的鞋子給發育中的小孩穿，殊不知鞋長常常會影響到鞋寬的變化。站在腳部健康的角度，我們建議：

鞋子大小＝腳長＋1公分。

這樣的尺寸使足部有足夠的緩衝空間，不會因爲穿著襪子，或因爲行走時間過久足部腫脹，造成鞋子太緊而引起疼痛；買鞋時建議可將鞋墊取出，並將腳放置上面，量取適當大小。

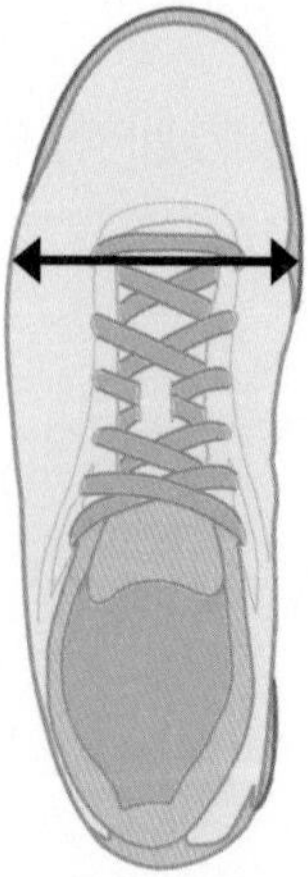

鞋子楦頭寬度，要跟足寬一致

西方人足型較爲細長，東方人較爲短寬且肥厚，因此在選購鞋子的時候，應注意鞋寬與腳寬盡量一致。某些鞋子廠牌會標明數字1、2、3……與英文字母

ABCDE 來區分鞋子楦頭寬度，以英文字母爲主，數字與字母越往後代表楦頭越大。鞋子請盡量選擇合腳，勿過於狹小或過寬，建議選擇約比腳左右各多 0.5 公分；過於狹小的鞋穿久了也是有可能影響拇趾外翻的變形。

鞋頭部要夠高

鞋頭部是指鞋子的前端腳趾的位置；由於走路時腳趾會在鞋子裡移動，所以鞋子必須讓腳趾有活動的空間，如果太緊太窄，會不舒服，且極易長足繭硬皮而引起疼痛。

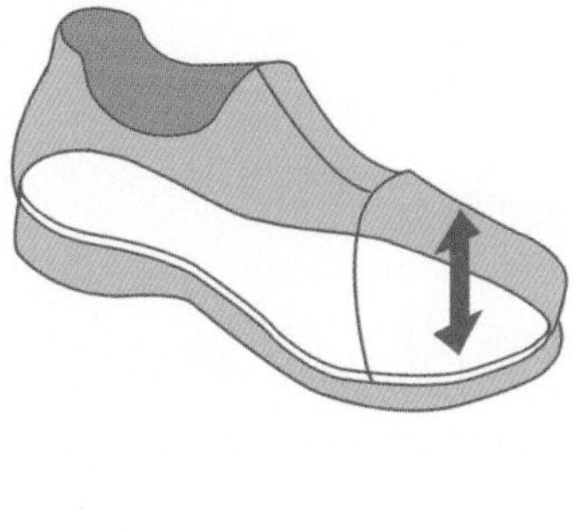

鞋子護跟要夠硬

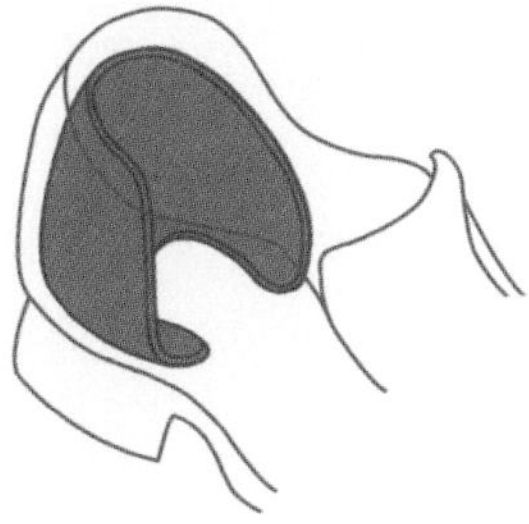

護跟並不是鞋跟！

護跟是指鞋子後側加強的

三角區塊，護跟要有一定的硬度以維持足部跟骨的穩定度，讓我們在步行時，足部不會左右晃動得太厲害。

買鞋時記得捏一捏鞋子後側兩旁，不可以輕易地垮下去；太軟的護跟與太硬的鞋跟，都會是造成足部痠痛的主因。

鞋子平放時不該會左右晃動

將鞋子垂直輕放在平面上，並於鞋身左右輕壓，觀察是否會過度左右搖晃。若是一雙會晃動的鞋子，表示該鞋在製作過程的品管可能有問題。在走路時腳也會在其中左右晃，無形之中增加了扭傷的機會。

鞋子後側的中線要與地面垂直

將鞋子擺在平面上，從鞋子後方看，護跟的中線應與地面垂直，才不會穿著鞋子時造成足部內翻或外翻。

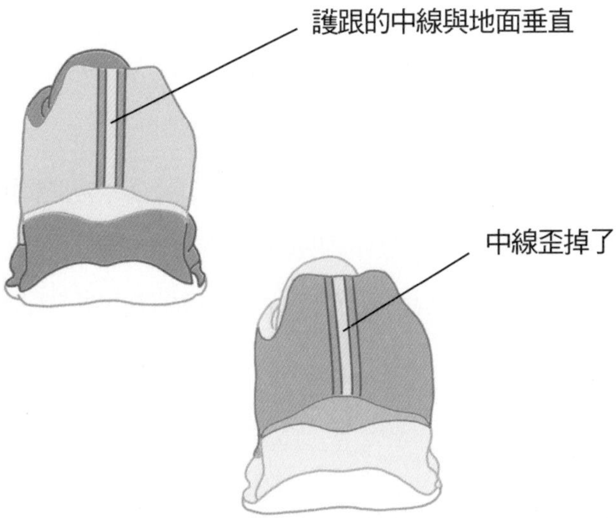

鞋內折線要柔軟、位於足部最寬位置與蹠跟距符合

將鞋子拿起來前後對折，觀察鞋凹陷處是否與腳最寬處一致？這樣走路時鞋子才會和腳的動作相符合，避免增加足部的負擔。

鞋跟不可過硬，最好具有氣墊

如果是足底筋膜炎患者，或是跑跳類的運動員，鞋跟需要具有氣墊。但如果有骨折者，則鞋底的要求是要硬底，不可以有氣墊。

買鞋最好的時機

下午或晚上是買鞋最好的時機，因爲午後時間足部會比較腫脹變大。成長中的兒童與青少年，應該配合生長的速度換鞋，否則過小過窄的鞋子，會造成足趾彎曲變形等問題。

……物理治療中心的特別交代……

平底帆布鞋看起來簡約，穿起來很休閒時髦，配上什麼褲子都適合，因此近年也躍升成時尚新寵，不少年輕人都喜歡穿，但長時間穿，可能會是造成足底筋膜發炎的主因。

帆布鞋鞋底太薄、太硬，容易使足底筋膜發炎、斷裂，也可能會造成腳部關節提早退化。臨床也發現，類似案例近年來增加兩成，大部分平底帆布鞋的設計，並不符合人體工學，完全不符合上述好鞋之要求，建議最好鞋跟能有 1–1.5 公分的高度，才能使雙腳受力平穩，不讓足部受到傷害。

陳君豪 / 文

操勞過度的肩膀

歲末年終，家家戶戶都忙著打掃與趕辦年貨，秦媽媽也不例外。家中其他成員上班的上班，上課的上課，也不能勞煩爺爺奶奶兩位老人家，所以只能由秦媽媽一手包辦所有的工作。雖然秦媽媽是全職的家庭主婦，不過遇到這種年度大掃除，也是忙得不可開交，不論是廚房、衛浴的清潔，還有個人房間的徹底清掃，連牆壁重新油漆，秦媽媽都不假他人之手的粉刷一新。

「果然是家有賢妻！」老公的讚美，讓秦媽媽的笑容甜滋滋的開心好幾天。

這天晚上，全家人圍坐餐桌準備吃晚餐，忽然從廚房傳出了「匡噹！」一聲，秦爸爸連忙趕進廚房，只見打翻在地的調味料罐還直打轉，秦媽媽左手摀著右肩膀：「我的肩膀、突然一陣抽痛，痛到手拿不穩東西。」

看太太滿臉痛苦，秦爸爸邊叫孩子收拾善後，邊扶著秦媽媽到餐桌旁坐著休息。

「怎麼突然會痛成這樣啊？」秦爺爺跟著擔憂起來。

「這陣子妳太辛苦了，一定是忙壞了，明天要去看看醫師喔！」秦奶奶邊疼惜的交代，邊幫媳婦揉著肩膀。

「沒關係啦，我現在已經沒事、好多了，別擔心，大家趕快一起來吃飯。」

隔天早晨，秦媽媽一如往常地幫大家準備早餐，在遞牛奶給兒子時，叫了一聲：「唉呦——」整杯牛奶失手潑灑在桌上。

「我等下就先帶妳去看醫師。」秦爸爸邊擦乾淨打翻的牛奶，斬釘截鐵的說。

「你不是說春節前公司很忙嗎？算了啦，等過完年我再去看醫師好了，也許年假好好休息就沒事了。」

「聽話，還是先去看醫師。」奶奶的話，媳婦只能點頭說好。

門診醫師要秦媽媽先做 X 光攝影，等片子出來，醫師看著片子跟秦媽媽解釋：「肩膀骨頭的部分沒什麼問題，先幫妳做一些評估。」

經過一連串動作評估過後，醫師安衛秦媽媽：「不要擔心，應該是妳最近這段時間大掃除的關係，我會開點止痛藥跟肌肉鬆弛劑給妳回去吃，然後再去做物理治療，讓治療師教妳一些運動就會有所改善的。」

「醫師，請問我太太是不是得到五十肩啊？」秦爸爸可擔心了。

「放心，你太太的狀況眞的只是因爲過度勞累所造成的肩夾擠症候群，不是五十肩。雖然她覺得肩膀痠痛、舉高手時會更不舒服，不過至少她還能達到完全的角度，如果是五十肩，根本沒有辦法把手舉那麼高。」

「說的也是，要不然，我怎麼可能還有辦法大掃除又重新粉刷油漆？」秦媽媽暗自慶幸的鬆了口氣。

「現在就是多休息，待會去讓物理治療師評估一下，教妳做些適合的運動，就會改善許多了。」

「快過年了，年前可以好嗎？有特效藥可以先吃嗎？」想到還有兩天就是除夕夜，秦媽媽急著追問。

「肩夾擠症候群要好，吃藥其次，重點在病人是不是遵照物理治療師教的保養方法和運動，自動自發的每天執行。」醫師對爸爸莞爾一笑：「這次過年，就讓老公表現一下，讓太太好好休息嘍！」

到了物理治療室，秦媽媽忙不迭地對迎上來的物理治療師說明：「最近我覺得手舉起來，到某個角度就會覺得痛，有時候要拿高處的東西，會忽然覺得沒有力氣，或是家事做到一半，就覺得手很痠痛。」

「最近肩膀有沒有拉傷？或是怎麼受傷到？」

「嗯，受傷倒是沒有，但最近忙著大掃除，忙得一塌糊塗，最近這幾天這些症狀越來越嚴重，讓我很擔心。」

經過了治療師的各種動作檢測，發現秦媽媽肩胛骨的穩定性不足，而且有些微的駝背，另外也發現秦媽媽的旋轉肌因爲發炎的關係，有肌力不足的情形。

「阿姨，妳旋轉肌肌腱有發炎的情形，應該是因爲最近太累，而且又一直忙著大掃除的關係，讓肩膀不斷重複舉起、放下，加上肩胛骨穩定性不佳，不停摩擦下導致旋轉肌肌腱發炎了。」

「剛我先生有問醫師我是不是五十肩？醫師說不是，眞的不是嗎？」秦媽媽還是有所懷疑的再確認一次。

「眞的不是啦，阿姨如果妳是五十肩，我就沒辦法幫妳把手舉到底了，妳自己舉手的時候雖然會痛，但還是可以自己舉到底呀。五十肩是肩膀裡面的關節囊發炎，導致沾黏的發生，如果妳眞是五十肩的話，肩膀各方向的動作都會有困難，而且也會有夜間疼痛的情形。」

「我太太肩膀現在有發炎，而且還會痛，能馬上就做運動嗎？」

「所以等一下我先幫阿姨做超音波與干擾波治療，讓阿姨的肩膀消炎與止痛，然後再教阿姨一些運動來改善整個肩膀與動作的姿勢，對於肩夾擠症狀的改善很有幫助喔。」

肩膀疼痛急性期的處置

應該多休息，減少肩膀重複高舉的動作，減少提重物的機會，若是連走路擺手時也會不舒服，可以把手插在口袋中，讓肩膀獲得最多的休息。

在急性期若須使用冰敷，一次大約敷 10–15 分鐘，可以每兩小時冰敷一次。

夾擠症候群的復健一開始，要先從姿勢的部分著手，增加肩胛骨的穩定性與動作的協調性，才能避免肩膀動作時夾擠到旋轉肌的肌腱處。病人的復健運動包括：

－頂天立地－

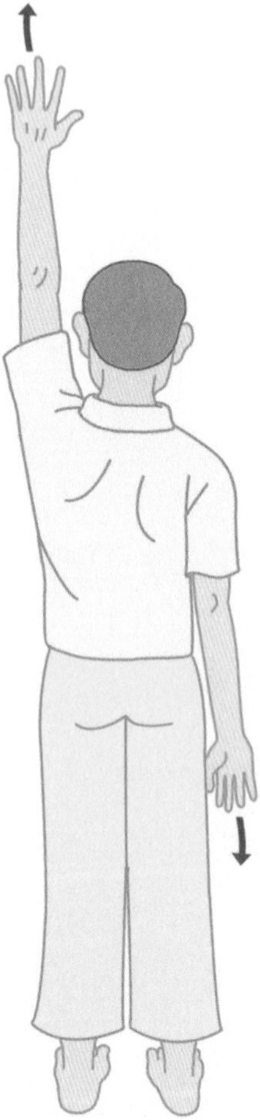

- 身體挺直站立。
- 將右手盡量往上延伸，左手盡量往下延伸，直到感受到兩邊肩胛骨周圍肌肉出力爲止。
- 保持此姿勢約 10 秒，再將左手盡量往上延伸，右手盡量往下延伸。
- 注意手臂要直上直下，勿以外展方式進行；一天 3 次，一次 10 下，一下停留 10 秒。

－推牆拱背運動－

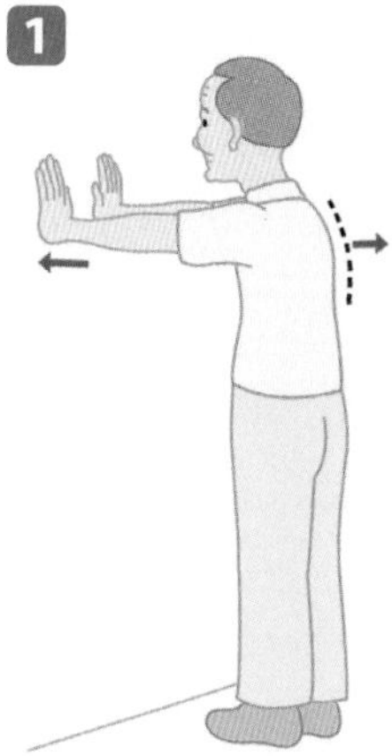

- 身體直立，手扶牆壁，手肘打直。
- 做出「身體向後、手向前的動作」，將身體拱到最大程度，停住 10 秒。

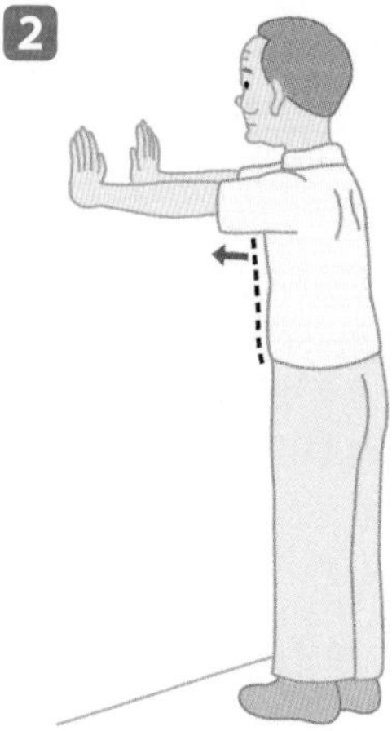

- 再做出「身體向前、肩膀往後夾」的動作，停住 10 秒。
- 注意，請不要用下背部的力量拱起來；一天 3 次，一次 10 下，一下停留 10 秒。

－手臂滑牆運動－

1

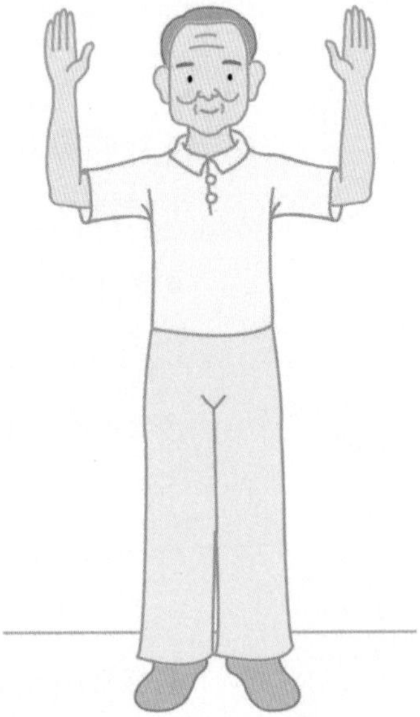

- 務必保持身體直立靠牆，才能有最好的效果。
- 將兩臂外展至 90 度，手肘也彎曲到 90 度，如「山」字型。

● 若無法將兩臂外展 90 度，手肘彎曲 90 度，則先不做此運動。

2

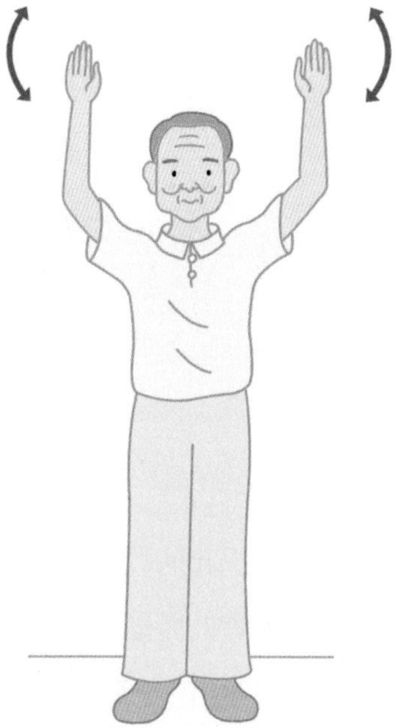

- 將兩手臂沿著牆面慢慢往上滑動，感覺到肩胛骨附近的肌肉有用力的感覺。
- 將兩手臂慢慢沿著牆面往下滑，感覺到肩胛骨附近的肌肉有用力；一天 3 次，一次 10 下。

－肩胛骨時鐘運動－

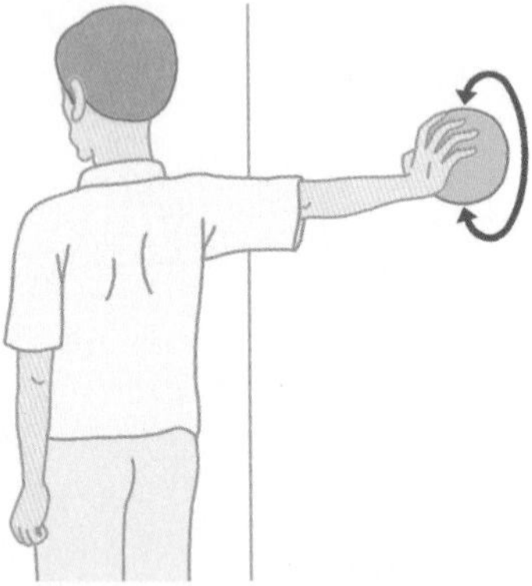

- 準備一顆手掌可以抓起的軟球，直立側站於牆邊，與牆面保持一個手臂的距離；將球握在手中把手臂伸直，外展至 90 度，將球壓在牆上。
- 想像牆上有個時鐘，球上方是 12 點，下方是 6 點，向身體後方是 3 點，向身體前方就是 9 點，可以順時針或逆時針的方向轉動；一天3次，一次10下。
- 可以順時針或逆時針的方向轉動。
- 速度盡可能放慢，肩膀周圍要有用力的感覺。

● 做這項運動時，需感受到肩胛骨附近的肌肉有用力的感覺，動作放慢才有較佳的訓練效果。

－趴姿Ｙ型運動－

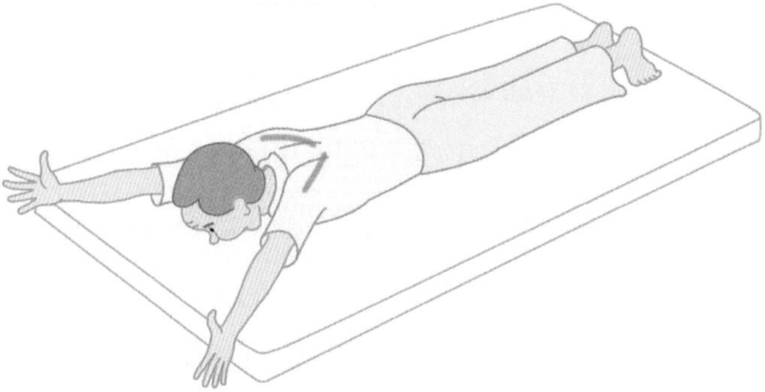

- 身體平趴床面。
- 雙手張開與身體夾角 135 度，將欲訓練手的大拇指指向天空，把手臂往上抬高慢慢抬離開床面，此時在肩胛骨附近的肌肉要有用力的感覺；一天 3 次，一次 10 下，一下停留 10 秒。
- 也可將雙手同時練習以增加難度：雙手張開，與身體夾角 135 度，大拇指指向天空，將雙手往上抬高慢慢抬離床面，停留 10 秒。

- 注意：只有手抬離床面，身體不動。

……物理治療中心的特別交代……

長時間從事手高舉過肩的運動或工作者，爲肩夾擠症候群最大的危險群。因爲長時間重複使用手臂上舉或投擲動作，造成經過肩峰下方通道的肌腱、滑囊組織摩擦到肩峰頂部，引起發炎與疼痛。

若不改變動作模式，持續摩擦肌腱，便會使得發炎症狀加劇，稱之爲「肩關節夾擠症候群」。一般從事手高舉過頭的運動員，如：游泳、棒壘球、網球、舉重、高爾夫球、排球及體操選手等；或是高舉過頭的工作如：畫家、倉儲搬運工、機械維修工、裝潢工人等都是好發族群。

肩夾擠症候群屬於累積性的傷痛，要避免症狀發生，預防遠重於治療，從平日的一些動作習慣多加留意，盡量提供肌腱足夠的活動空間，就能減少病症產生。

避免肩夾擠症候群

- 避免長時間重複上舉、揮擊或投擲動作。

- 避免長時間側睡：容易造成單側旋轉肌群壓力過大。
- 避免長時間駝背及頭部前傾的工作姿勢。
- 避免肌力訓練不協調，如過度從事胸肌以及二頭肌的重量訓練，卻忽略了強化肩胛穩定肌群（肩胛內收肌、闊背肌、前鋸肌等），會造成肌力不平衡，導致肌肉不協調，肩關節穩定度不足。
- 避免長時間低頭玩手機或平板電腦。
- 避免長時間缺乏伸展與運動，會使上背肌肉漸漸萎縮而無力控制肩胛骨，缺乏伸展會使得導致肩關節肌群僵硬、活動不良，都會產生肩關節問題。
- 平時抬舉重物，須衡量自己的能力；如買菜、購物、倒垃圾、搬家、提行李等等，須衡量自己的能力，不要超出自己的體能負荷。

許多患者會因爲動作時疼痛，不敢做肩關節的大幅度動作，久而久之造成「關節囊」發炎引起沾黏，反而變成眞正的五十肩，這個時候病患要減少粗重或手臂抬高等出力動作，像是投球、拉單槓等，但不可以完全不動，適量慢速且輕量的動作模式，可以避免將來夾擠狀況發生。

運動時若有需要過度抬肩的動作，請量力而爲，運動前做好暖身及牽拉運動，提升自己的肌肉溫度與延展性，以免造成肩膀旋轉肌拉傷及滑液囊的壓迫。一旦發生了肌腱炎或其他原因的肩膀疼痛，應儘早就醫，醫師與物理治療師將會視情況給予詳細檢查，並須注意配合關節活動，以免演變成五十肩。

林家德 / 文

第四章

銀髮族的退化問題

退化性關節炎

春暖花開，窗外的鳥兒嘰嘰喳喳地叫著，陽光也探頭出來，最近陽明山花季也開始了，爺爺看著窗外，想著今天是假日，天氣又不錯，全家人要陪姑姥姥一起去賞花，不禁開心了起來。

媽媽跟奶奶一早起來準備一些飯糰、滷味、水果、點心、茶飲，讓全家人可以坐在草地上或樹下享受難得的野餐，彼此聊聊，讓家人的感情可以好好的交流。

正當大家準備要出門時，爺爺忽然慘叫一聲，原來爺爺吃力地穿著襪子，可能是坐著的時間太長了，站起來時忽然覺得鼠蹊部很不舒服。

「你還好嗎？要不要緊？如果眞的很不舒服，我們還是算了，先別出門。」姑姥姥是爺爺的姊姊，趁著最近天氣回暖，北上來弟弟家玩幾天。

「沒事、沒事，只是坐太久啦，一時起身太快不小心疼了一下，沒事啦，妳看，動一動，我現在不就還好好的。」爺爺邊回答邊活力十足的踏步給大家看。

「沒事就好，那我們大家出發啦。」奶奶挽起姑姥姥的手，開心出門去賞花。

可能因爲天氣晴朗，加上花季的關係，要上山賞花的人很多，在捷運站等賞花公車一等就一個小時過去了。好不容易終於等到車來，乘客雖多，有年輕人很好心的讓位給三位老人家，車到花鐘那兒，山上的好空氣，讓大家心曠神怡的開始賞花之旅。

過了中午，爸爸找了一塊草皮，弟弟鋪上野餐墊，媽媽跟姊姊擺放早上準備的餐點，全家人便開心地坐在地上野餐。一個半小時過去，當大家要起身再出發時，爺爺似乎起不太來，只能由爸爸跟弟弟一起扶著爺爺站起來，這時被攙起身的姑姥姥，走起路來腳步卻一跛一跛的。

「大姊，妳還好嗎？」奶奶忙攙扶著姑姥姥。

「還好、還好啦，只是坐久了，起來覺得膝蓋緊緊痛痛的，有點腳軟，我想等一下，就會好了，沒事、別擔心！」

第二天一早，原本爺爺跟姑姥姥都有早起運動的好習慣，但今天似乎睡得比較晚。奶奶告訴媽媽說：「昨天賞花回來，兩個老人家就覺得腳痠痠痛痛的，走起路來也一跛一跛的，我看姑姥姥的膝蓋好像腫得比之前更大，也一直覺得有溫熱溫熱的痛覺。爺爺是只要有東西不小心擱在他痛腳上，就哇哇叫，我決定下午要帶他們倆去看醫生。」

在骨科門診，兩位老人家照過 X 光片後，醫師指著 X 光片解釋：「爺爺您右邊的髖關節間隙，明顯的比左邊的間隙要窄，也就是說右邊的髖關節，有退化性關節炎。」

「怎麼會那麼嚴重？要不要換關節呀？」

「還不需要到換關節的地步，我先開個藥給您，再去做物理治療，可以跟治療師學做運動，不舒服會有所改善的。」醫師招呼姑姥姥坐下：「您看片子，問題也是退化性關節炎，您雖然兩邊的膝蓋間隙都還在，但是旁邊的骨頭已經開始有些微的骨刺產生，現在也還沒有到要開刀的程度，等一下也會開個藥給您，再跟爺爺去做物理治療，跟治療師學做運動是很重要的保養。」

物理治療師能幫些什麼

物理治療師評估爺爺的右邊髖關節，發現到爺爺的髖關節肌力不足，而且已經有些微關節活動受限的情形發生，另外爺爺的大腿後肌也很緊繃，連帶著小腿也很緊。加上昨天長時間運動的關係，髖關節疼痛得比較厲害，治療師預備先讓爺爺做電療止痛。

至於姑姥姥兩邊膝蓋有明顯的腫脹與發熱情況，物理治療師評估後發現，姑姥姥兩邊大腿肌肉（股四頭肌）的肌力不足，膝關節有稍微受限情形，腿後肌與小腿肌肉，也稍稍有些緊繃，因爲姑姥姥今天比較不舒服，所以治療師也預備要帶姑姥姥做電療止痛。

「是不是每一個人老了，都會得退化性關節炎？」姑姥姥邊搥著不舒服的地方邊問。

「退化性關節炎幾乎會發生在每個人身上，只是時間的早晚問題，若是眞的開始感覺到下肢的關節疼痛，並影響到日常生活功能，就要趕快就醫。」

「唉，既然是退化，那是不是就表示我們是沒藥可醫了？而且是不是一有疼痛就要一直來醫院做電療嗎？」

「奶奶別擔心，並不是疼痛就一定要來醫院做電療。目前對於退化性關節炎，在發炎症狀明顯時，應讓關節休息、減輕承受的壓力，配合醫師用藥控制症狀。除藥物外，物理治療的電療是可以減少疼痛，等急性疼痛期過去了，電療就不再需要了，治療師教的運動可以讓爺爺跟奶奶你們的關節附近的肌肉更有力氣，才能夠保護關節，減少關節軟骨的磨損，可以進一步降低疼痛的程度喔。若是什麼都不做，等關節功能完全喪失，就只得裝置人工關節了。」

看兩位老人家意興闌珊，治療師忙幫打氣：「平時多加注意保養，可以減少退化性關節炎帶來的不舒服。例如走路時可用柺杖輔助，以減輕受損的髖關節或膝關節的壓力。平常避免需要蹲、跪、盤腿、彎腰的動作，以免加重關節負擔。」

爺爺看著姑姥姥笑說：「體重過重的人，應該要控制飲食、減肥一下喔！」

「多加強關節周圍的肌力，是最能減輕關節壓力的。」治療師順便提醒：「因爲怕痛休息太多或活動過度，都對病情不好；應該經常做一些溫和的運動，使肌肉變得結實些。我要教二位少量的經常性運動，就是最好的方法。就怕您不試，試做了，就知道有多好。」

髖、膝關節的活動

退化性關節炎患者在急性期時可以多休息，減少關節的負擔，若有局部發熱及腫脹的情形可以用冰敷的方式減緩疼痛，一次大約敷 10–15 分鐘，每兩小時一次，同時可以做些輕微簡單的關節活動度運動。

－提高髖關節活動度運動－

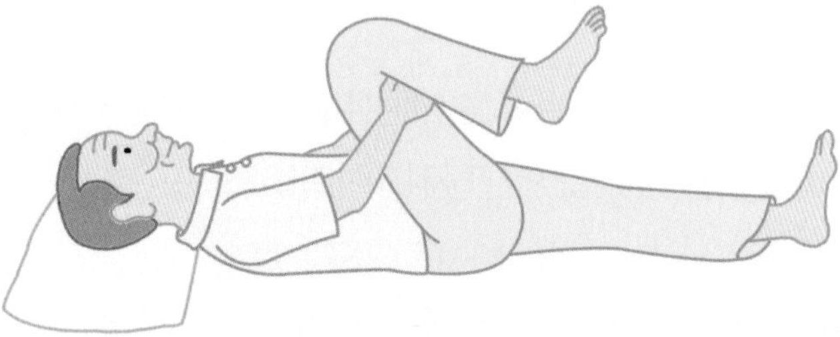

- 病患平躺，兩側腳伸直，腳跟貼緊床面。
- 將患側髖關節慢慢彎曲，用雙手扶住膝蓋處，往胸口方向拉緊，直到感覺髖關節有緊繃的感覺，然後停在原處。
- 另一腳要打直，感覺大腿前側有緊繃的感覺。
- 再慢慢把髖關節伸直，回復原位。
- 兩腳皆要做。
- 一天做 3 次，一次 10 下，一下停 10 秒鐘。

－髖關節屈肌坐姿拉筋－

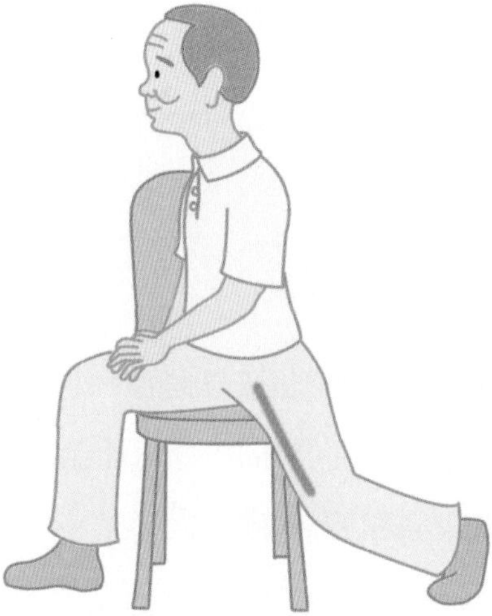

- 患者坐在椅子上，把欲拉筋的腳放在後面，另一腳在前面。
- 前面的腳平踏在地上，後腳伸直，盡量向後拉緊。
- 感覺到後腳的髖關節前側，有緊緊的感覺，停留10 秒。
- 身體轉向，換腳拉筋。
- 一天做 3 次，一次 10 下，一下停 10 秒鐘。

—膝蓋交叉運動—

1

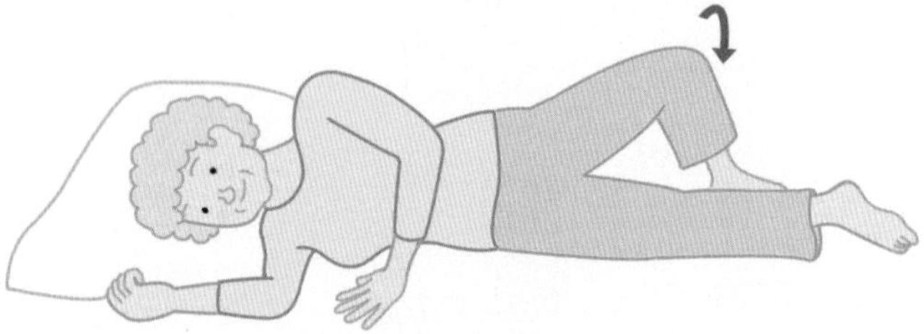

- 右側躺，讓左手彎曲扶在胸前的地上，伸直雙腿。
- 把左膝向胸口方向彎曲，盡可能讓左腳靠近右膝。
- 將左膝往右腿的方向向地板交叉。

2

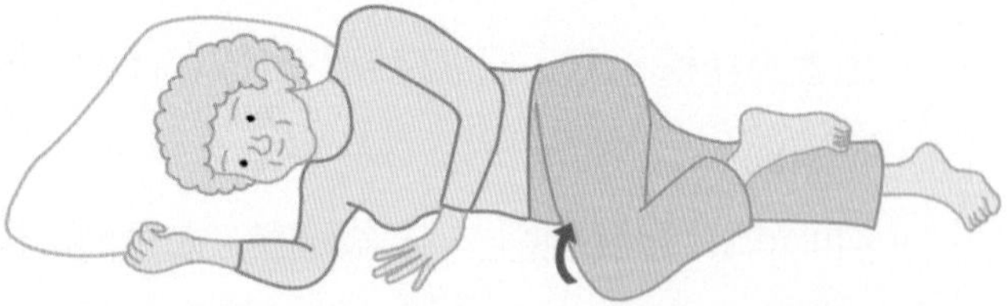

- 盡量將左腳維持在右膝的地方，再將左膝抬起回復原來腳的位置。
- 再向左側躺，右腿也要重複這個動作。

● 一天做 3 次，一次 10 下，一下停 10 秒鐘。

● 在疼痛期，患者可以執行以上的關節活動度運動，等到關節炎的疼痛狀況舒緩後，就可以開始從事以下的肌力訓練運動。但肌力訓練的強度，應依每個人的狀況做調整，切勿太過勉強，否則會更不舒服。

－抬腿運動－

1

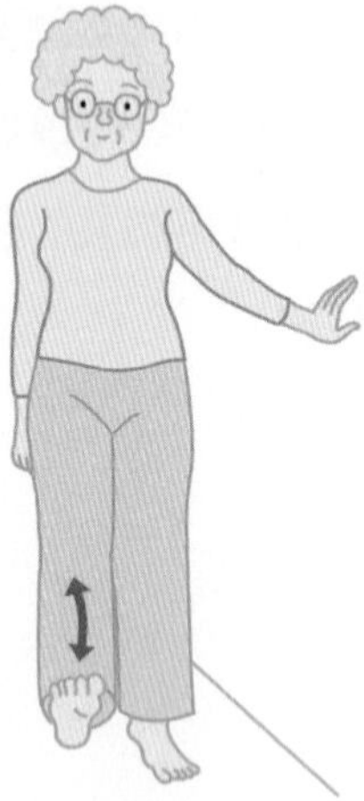

- 站在牆旁或稍微靠著穩固家具。
- 往前先抬高一腳，抬得越高越好，盡可能保持膝蓋伸直；放下後換腳做。

2

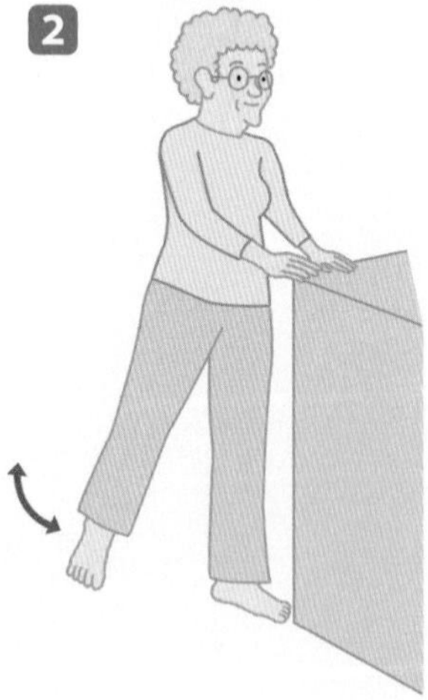

- 面向家具稍微用手扶著，將一腳往外打開，依舒服的狀態能擺多遠就多遠。
- 動作時，上身皆保持正直。
- 換腳做；一天做 3 次，一次 10 下，每一下停 10 秒鐘。

－直膝抬腿運動－

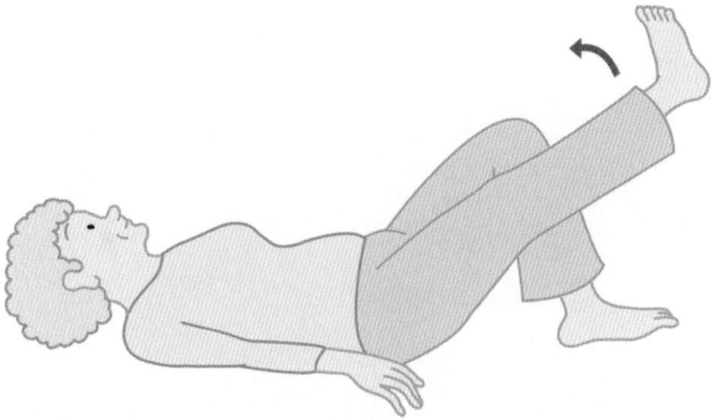

- 平躺，讓右腳伸直，左腳彎曲，減少背部的壓力。
- 將右腳板向上勾起，膝蓋打直，把右腿往上抬起至另一邊膝蓋等高處。
- 感覺到右腿膝蓋與髖關節有用力的感覺，並停留 10 秒後慢慢放下。
- 兩腳輪流做，一天做 3 次，一次 10 下，一下停 10 秒鐘。

—側躺抬腿運動—

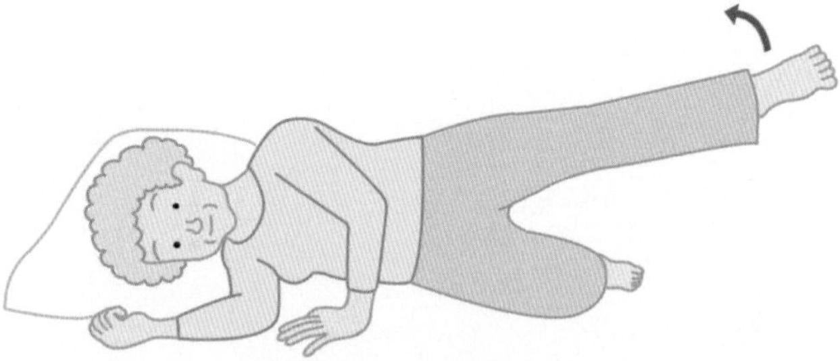

- 背靠牆呈右側躺，將右膝蓋彎曲，增加底面積以保持穩定。
- 左腿伸直，讓肩膀、腰與膝蓋三點成一直線。
- 將左腿沿牆面往上抬高與床面呈 30 度左右，感覺到大腿外側與臀部有肌肉用力痠痠的感覺。
- 停留 5 秒後沿牆面慢慢放下。
- 兩腳輪流做，一天做 3 次，一次 10 下，一下停 5 秒鐘。

—滑牆運動—

1

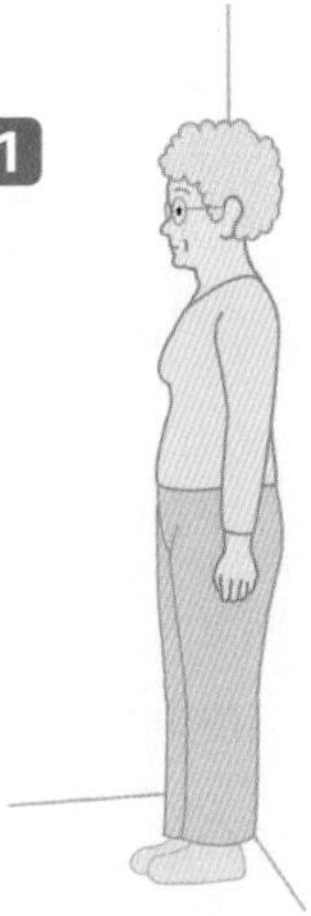

- 背靠牆，雙腳與肩同寬，注意腰與牆間須保持有一個手掌的厚度，腳尖朝向正前方。
- 兩腳跟距離牆面約一個腳掌。

2

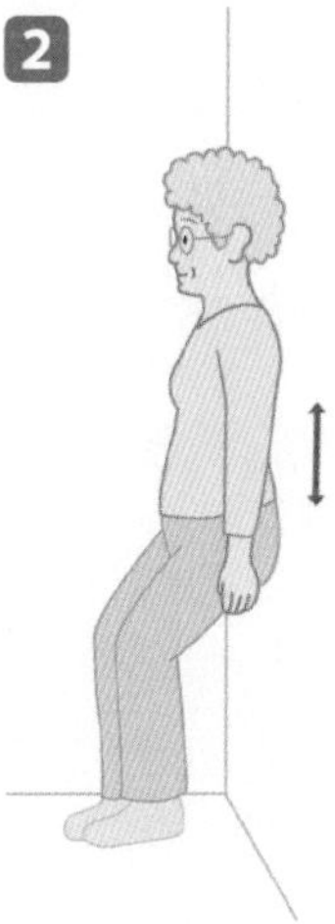

- 雙腳由伸直慢慢彎曲至 30–45 度，停 5 秒，再慢慢伸直。動作中膝蓋保持朝向正前方。
- 切記膝關節不得超過腳尖，不然會增加膝蓋壓力；一天做 3 次，一次 10 下，一下停 5 秒。

—蚌殼運動—

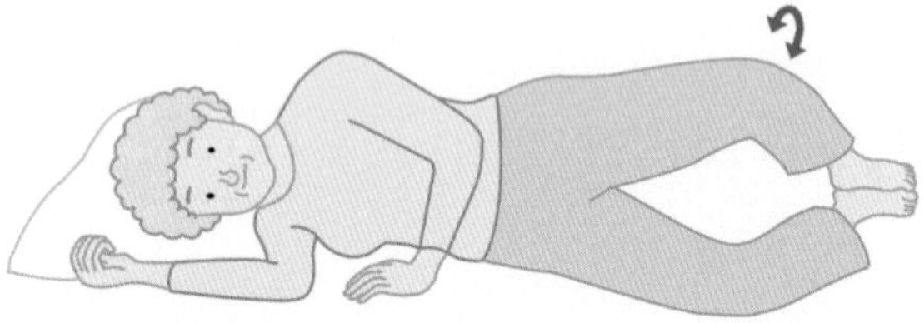

- 側躺，兩腳膝蓋彎曲約 45 度，以右手或枕頭支撐頭部，可將左手放在胸前以保持平衡。
- 兩腳跟併攏，膝蓋往天花板方向打開盡可能抬高。
- 感覺臀部有用力的感覺，於最高處停留 5 秒鐘。
- 再慢慢將膝蓋放下，回到原處，兩邊都要練習。
- 也可將彈力繩綁成一圈後，套在膝蓋上緣，增加運動的阻力；一天做 3 次，一次 10 下，一下停 5 秒。

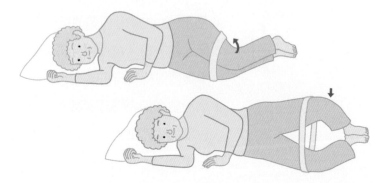

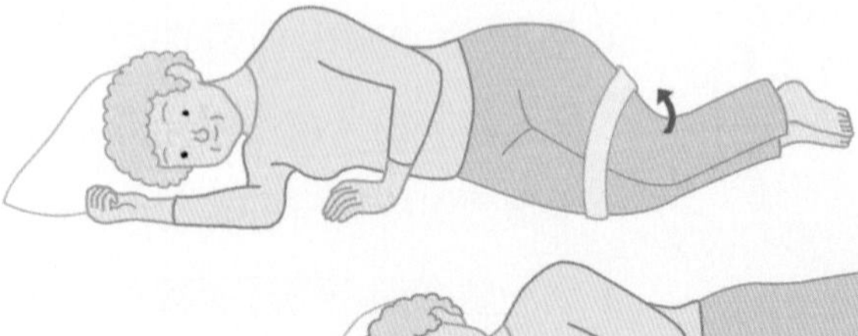

－單腳坐姿抬腿－

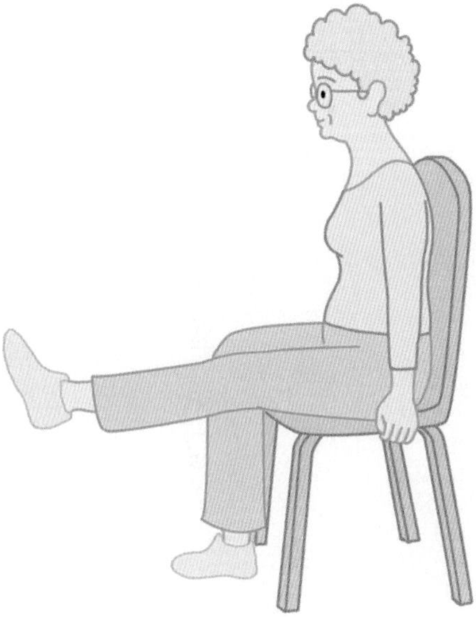

- 坐在椅子上。
- 臀部坐到底，腰部靠椅背坐正。
- 將右膝伸直抬高，於終端停留 10 秒，再將右膝慢慢放下。
- 兩腳輪流做；一天做 3 次，一次 10 下，每一下停 10 秒鐘。

－小腿伸展運動－

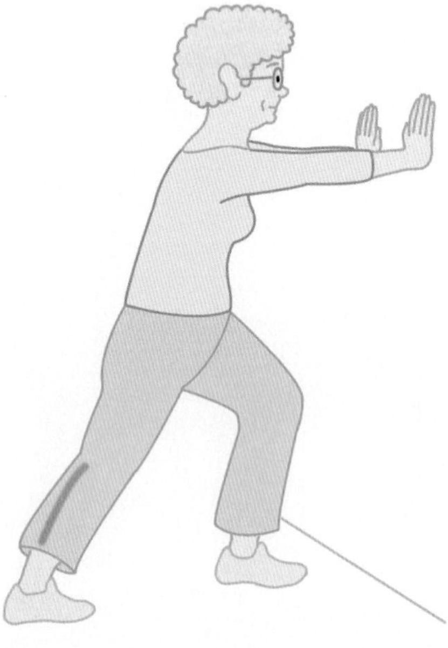

- 手扶牆壁，將要伸展的腳向後拉。
- 前膝彎曲，後腳保持腳尖朝前、腳跟不離地且膝關節伸直，停留 10 秒後休息。
- 兩腳輪流做；一天做 3 次，一次 10 下，每一下停 10 秒鐘。

－腿後肌伸展運動－

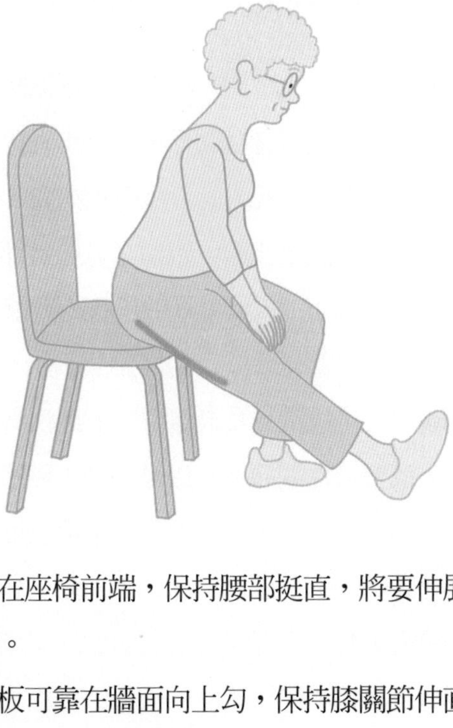

- 坐在座椅前端，保持腰部挺直，將要伸展的腳向前伸。
- 腳板可靠在牆面向上勾，保持膝關節伸直，身體略往前傾，感覺腿後側緊繃。
- 兩腳輪流做；一天做 3 次，一次 10 下，每一下停 10 秒鐘。

…….物理治療中心的特別交代…….

隨著年齡及活動量的增加，軟骨組織逐漸磨損，緩衝的功能降低，嚴重時甚至骨骼間互相摩擦出骨碎片，使關節發炎腫痛。在壓力承受較大的下肢關節如膝、髖、踝等關節及活動頻繁的手或足關節，例如常見於足部的大拇趾基底「拇趾關節囊炎」，手部大拇指基底的關節、指間近端及遠端關節；一般常是會波及到好幾個關節。

退化性關節炎是最常見及最重要的關節疾病，又叫做骨性關節炎，或變質性關節炎。這是一種因關節內軟骨磨損衰竭後，所產生周邊骨不正常增生及關節腔變窄，因而使得關節在活動時感到疼痛，無法充分活動。是不是每一個人老了才會得退化性關節炎？這個問題答案是否定的。老化、遺傳與外在過度的、不當的或受傷等因素是造成退化性關節炎的主要原因。所以有些人雖然年紀很大，但是關節保養得很好；但是有些年輕人因為工作或受傷的原因，關節軟骨卻比老年人脆弱。

初期的症狀可以先從肌力訓練、肌肉伸展、改善習慣的部分著手。盡可能避免會引起疼痛的動作或活動，若是體重過重的病人，則需要考慮減輕體重，減少關節過度的負荷。若是連走路也覺得不舒服，則要考慮使用柺杖，若是單柺，應拿在相對好邊的位置，更嚴重者則可考慮助行器，長距離移動時則考慮輪椅或電動車。

已經有退化性關節炎的病人並非不能運動，而是要從事低衝擊性的運動，譬如游泳、騎腳踏車、散步等等。維持良好的肌力、肌耐力與柔軟度，對關節軟骨的保護是相當重要的。

退化性關節炎並非絕症，只要對症下藥，保持樂觀開放的心情去面對，接受物理治療師的指導，養成運動的好習慣，相信一定能克服病痛，一樣活出精采的人生。

林家德 / 文

老年骨刺與腰痛

這個周末是爺爺的生日，奶奶爲了慶生宴，邀請了許多親朋好友來家裡熱熱鬧鬧的吃飯、聚一聚。大展身手的奶奶做了滿滿兩桌的美味佳餚給大家吃，中午一頓、晚上一頓，大家樂得賓主盡歡，奶奶的廚藝給足了爺爺面子，大家都誇爺爺好福氣，娶了會做菜的太太，享了一輩子的口福，吃得營養又健康。

隔天早上，大家都起床吃早餐了，卻發現奶奶還躺在床上，探問才知道昨天爲大家張羅飯菜、打點吃喝，忙東忙西的結果讓奶奶累到腰痛發作。爸爸二話不說，直接帶奶奶到醫院檢查治療。

由於奶奶腰痛得很厲害，爸爸到院先借輪椅，將奶奶推進診間看醫師。從腰椎的 X 光片到神經傳導檢查後，醫師看著檢查結果解釋：「奶奶的脊椎有退化的現象，神經學檢查上看起來，倒是還沒有壓迫到神經，應該先要積極地接受物理治療的幫助，才能預防腰更進一步的退化。」

奶奶沮喪的反問：「都退化了，去做物理治療還會有幫助嗎？」

「以您的年紀，開刀不是一個很好的選擇，接受物理治療的幫助，可以說是一個緩和且有效果的方式，成功的例子很多，奶奶要配合物理治療師給的運動治療內容，每天執行，一定會有幫助的。」

爸爸推著奶奶到物理治療中心，發現其實有很多長輩也在接受物理治療，奶奶安心許多。

「奶奶您的腰怎麼了？」物理治療師的親切，讓奶奶老實說：「這個腰痛已經好多年了，平常就是早上起來腰會覺得僵硬，不過活動活動也就好了！但最近不知道是不是因為變天，還是做太多家事，腰痛到起不了身，坐著還好一點，站著跟走路都不舒服，以前可以繞著公園走兩三圈，現在走幾步就想找椅子休息，腳還會有麻麻的感覺。醫師剛剛說我有骨刺，是不是骨刺影響我變成這樣的？醫師不建議我開刀，那會好嗎？」

評估後發現奶奶在動作測試上，彎腰比把身體挺直的感覺好多了，只是會出現腰部緊繃；挺直身體，在脊椎周圍會比較不舒服。針對脊椎的穩定度進行檢查，也發現奶奶在下腰椎的部分有些微不穩定的現象。神經學檢查上沒有特別的發現，但奶奶的大腿與小腿肌肉都非常的緊繃。

「奶奶您的問題從 X 光片上，確實可以看到一些骨刺，但其實只要保持良好的姿態，讓骨刺不要去影響到旁邊的神經就沒關係了，所以醫師會建議您不開刀，好好做運動治療是很不錯的選擇。」

「那爲什麼我的腳會麻呢？」

「從醫師安排的神經學檢查上看來，神經是沒有被壓迫到，有時肌肉的緊繃，也會造成下肢出現麻麻的感覺。」物理治療師耐心回答緊張的奶奶。

「上禮拜我不舒服的時候，鄰居陳太太建議我要穿護腰，說她穿了麻會比較舒緩。我自己也覺得穿護腰對我有幫助，請問護腰可以一直穿著嗎？」

「穿護腰會比較好，就代表奶奶的腰部周圍力氣還不夠，有一個外來的支撐力，當然會感覺比較好。所以在奶奶要外出的時候，可以穿著護腰幫忙支撐。但是我們練習做腰部運動的時候，護腰要拿掉，讓自己練出一個天然肌肉層的護腰效果會更棒喔！」

除了運動之外，物理治療師還要注意坐姿和站姿，特別是腰有問題的人，越是柔軟的沙發，是一個大忌，應該要坐有靠背支撐的硬式座椅。

－下背運動－

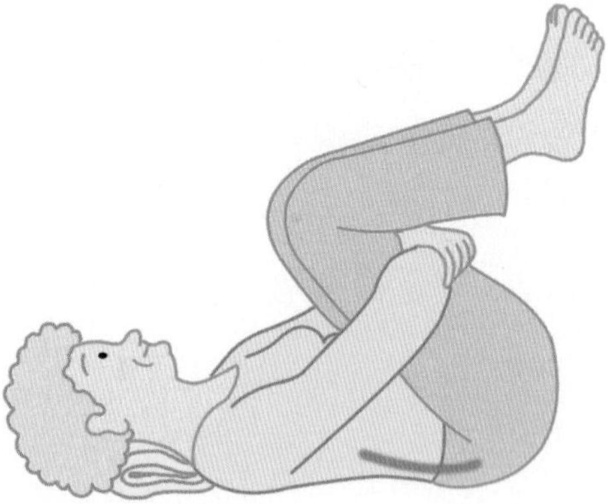

- 平躺，脖子下可墊毛巾。
- 雙手抱大腿，拉向胸部。
- 感覺下背部與臀部拉緊，有輕微緊繃感。

－背肌訓練－

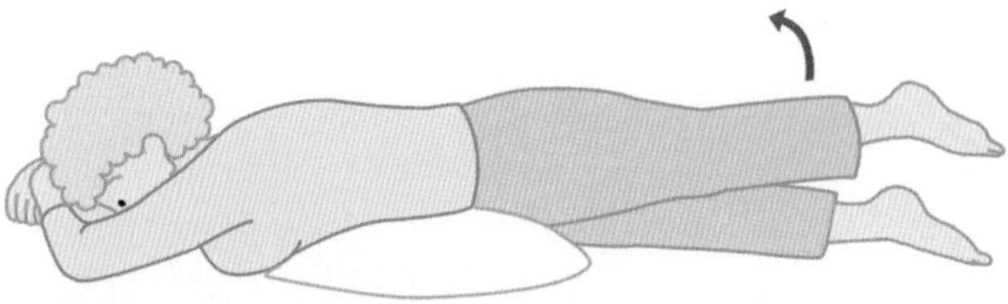

- 俯臥，腹部下墊枕頭。
- 慢慢將單側腿部抬高。
- 感覺背部用力，但骨盆要平放床上。

—腹肌訓練—

1

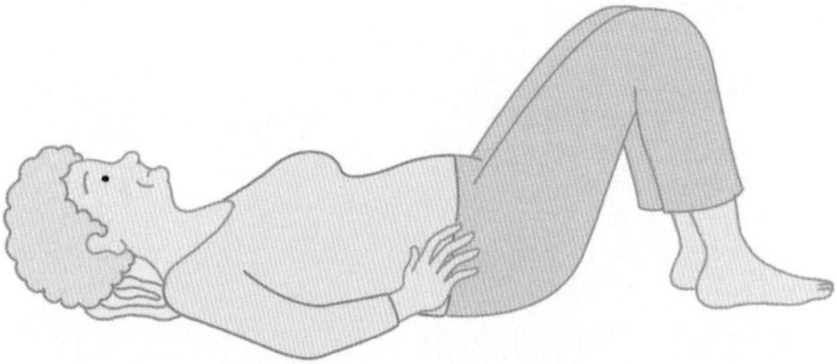

- 平躺，脖子下可墊毛巾。
- 仰臥，雙膝微屈，腳板放平踩放床面。
- 肚臍內縮，感受腹肌用力。

2

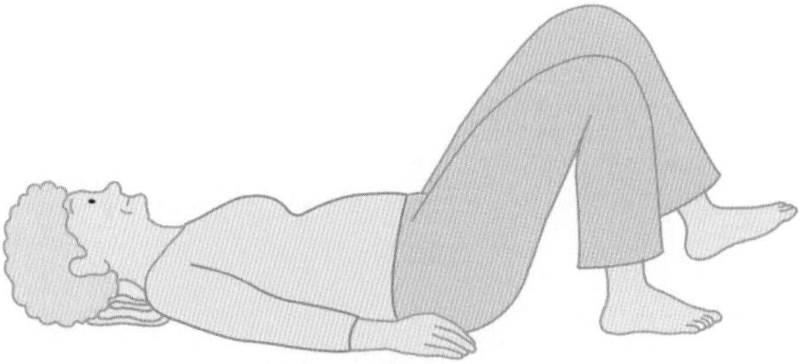

- 雙膝微屈，肚子用力內縮後，雙腳做踏步運動：雙腳交替離開床面，重複這個動作 5–10 下。
- 動作中請持續保持肚臍內縮腹肌用力，動作中要記得呼吸。

● 若腰痛狀況明顯改善，可以加上手部動作，如右腳踩地左手就上舉；注意「不要同手同腳」，重複 5–10 下。

—姿勢矯正—

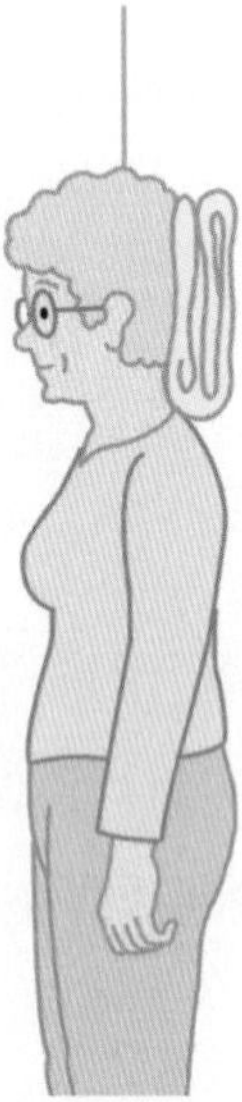

- 建議可以在鏡子前面練習。
- 身體挺直，下巴內收，頭輕壓毛巾，肩膀貼牆，收小腹。
- 注意腰與牆間盡量保持有一個手掌的厚度。
- 眼睛要平視前方，重複動作 5–10 下，每下間隔停頓 10 秒。

－小腿後側伸展運動－

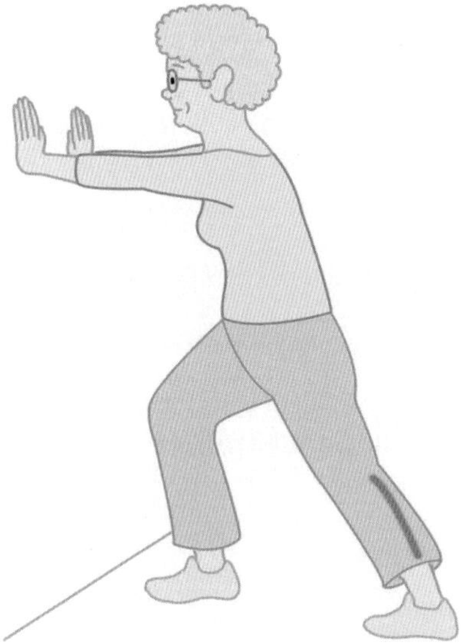

- 手扶牆壁，將要伸展的腳向後拉。
- 前側膝彎曲，後側保持腳跟不離地且膝關節伸直，讓膝後側肌肉有緊繃感。

－大腿後側伸展運動－

1

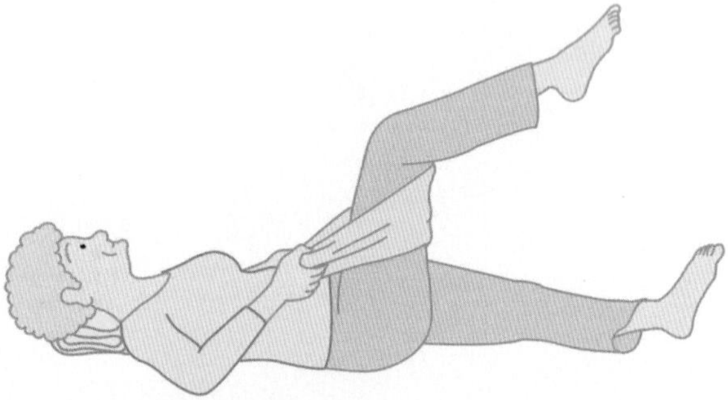

- 雙手以毛巾固定大腿位置。

2

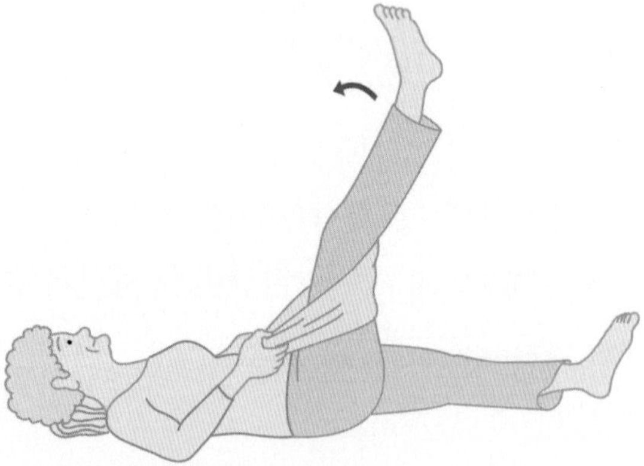

- 將小腿慢慢朝天花板方向伸直。
- 感覺在大腿與膝關節後側，要有緊繃感。

這些運動都是爲一般人設計的，運動時不會出現任何不適或疼痛。

●若是在做這些運動的過程中或運動後，出現疼痛或不適，請立即停止運動，並迅速請教您的物理治療師，協助修正成適合您的運動。

－大腿前側伸展運動－

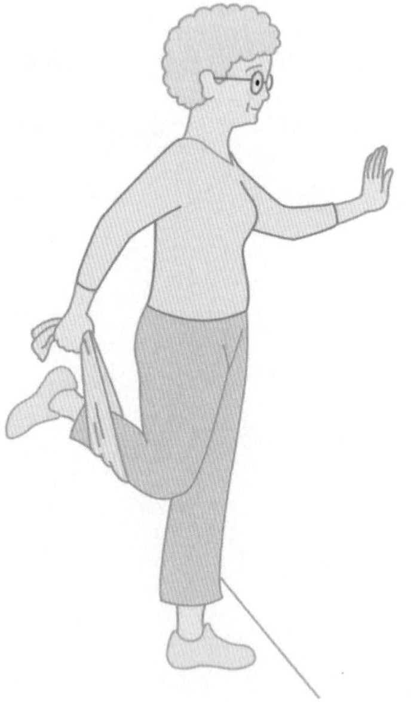

- 一手扶著牆，另一手將同側的腳跟，用毛巾拉向臀部，微微收起小腹，膝蓋朝向地板。
- 拉到大腿前側稍微有繃緊感覺的位置。

……物理治療中心的特別交代……

民眾往往會因爲聽到「骨刺」兩個字，就嚇得不敢亂動，或是趕緊穿上「護腰」作爲保護。其實所謂的骨刺，並不是眞的在脊椎上長出像魚刺般的骨頭，而是因爲脊椎不正常的受力後造成了骨質增生。

因此骨刺並不可怕，只要病人經過醫師的專業診斷後，再透過物理治療評估，日常生活中有適當的休息，並且執行適當的治療和運動訓練，保持正確的姿勢，讓骨刺不要因爲不良姿勢去造成脊椎周邊軟組織的問題，就可以有效改善病情，又不讓背痛去影響了自己的生活品質。

楊宛青 / 文

脊椎壓迫性骨折

寒流過後，難得天氣晴和、冬陽暖暖的露臉。

阿嬤坐在院子裡曬曬太陽，閒來無事，東張西望，突然心血來潮，想到植物都有向光性，應該將院子裡的盆栽換個方向擺一擺。急性子的阿嬤，心念一動馬上付諸行動，第一盆桂花還好挪，第二盆茉莉移起來也沒問題，阿嬤心情大好，第三盆，超過半人高的一大株含笑，只聽到阿嬤「唉呦」了好大一聲，嚇得阿公趕快衝出來。

「怎麼了？妳怎麼了？」

只見阿嬤站不起身，一手撐在大花盆邊、一手按著腰，動都不敢動一下：「閃到腰了啦。」

看阿嬤額頭冒著汗，阿公邊扶邊唸：「老就要認老，還當眞以爲自己還年輕啊？」

進屋後，阿公正準備攙著阿嬤坐下，阿嬤急忙說：

「扶我去床上躺，幫我揉一揉、貼貼痠痛貼布。」在躺下的過程中，阿嬤非常的痛苦，一躺下更痛，阿公要幫忙貼痠痛藥布，阿嬤一動就痛得哇哇叫。好不容易找到一個比較不痛的側躺姿勢就不敢再動了。

「我看還是去一趟醫院。」

「不要，又不是沒閃過腰，我休息休息、睡一覺就好了。」

一覺醒來，晚餐時間到了，阿嬤掙扎著起來，但是一動就非常痛，起不了身！阿嬤警覺這次閃到腰麻煩大了。但是怕大家擔心不敢講，只說自己不餓不想吃飯。

阿公很著急：「怎麼閃到腰會吃不下飯呢？恐怕不是單純閃到腰吧？要不要去醫院看醫師呢？」

「呸呸呸，烏鴉嘴，讓我睡飽休息夠就沒事了！」

半夜阿嬤想起身去上廁所，居然翻不了身起不了床，但是不敢吵醒阿公，直憋到早上才跟阿公說：「不行了，還是去看門診吧。」

照 X 光片後，醫師指著片子：「第 12 胸椎壓迫性骨折，不需要開刀，我開止痛藥、肌肉放鬆劑跟骨質疏鬆的藥給妳吃，可是妳還要配合物理治療與穿背架至少三個月喔。」

「3 個月後就會好了嗎？」阿公試探著問。

「兩三週後就會好很多了，比較不痛了，但是背架要穿 3 個月喔。我先幫阿嬤轉介給物理治療師，教阿嬤學些保護脊椎的動作。兩周後，再回門診複診。」

阿嬤苦著張臉：「我龍骨都骨折了，哪還能做運動啊？」

「放心，物理治療師會針對妳的問題給妳需要的治療。阿嬤先別緊張啦！」醫師安撫著阿嬤的不安。

「醫師怎麼說妳聽話就是了，哪來意見那麼多？走啦，去找物理治療師。」

瞪阿公一眼，坐在輪椅上的阿嬤，身不由己的被推去看物理治療師。

一進到物理治療室，阿嬤搶著說：「我昨天才受傷，醫師說我龍骨骨折，現在一動就很痛喔！」

物理治療師看著縮在輪椅滿臉痛苦的阿嬤，親切的微微一笑：「阿嬤現在是不是一動就很痛？連站都站不起來？我會教妳站起來與翻身不會痛的方法喔。再幫妳聯絡量製背架，等到妳穿上背架，再教你保護龍骨的運動，放心啦！」

阿嬤半信半疑的盯著物理治療師，看她到底能教導出什麼好法子值得學習？

「在脊椎壓迫性骨折的急性期，就是指在骨折的一個月內，要盡量減少脊椎再度受擠壓。要保持腹部肌肉用力，並且注意在身體活動中，不要讓脊椎彎曲與旋轉。」物理治療師邊教邊試圖讓阿嬤放輕鬆些：「坊間很多人誤以為我們物理治療師，是西醫版的拳頭師傅，一樣在病人身上痠痛或跌打損傷的局部做推拿、按摩，只是多了些先進的醫療器材輔助。其實我們物理治療師做得仔細多了！來，妳看，跟我做一樣的姿勢，就算有胸椎壓迫性骨折，會在動作過程中，讓疼痛舒緩很多。」

接著物理治療師教阿嬤正確的坐姿、坐到站的方法與床上翻身的技巧等。照著物理治療師的指導，阿嬤感覺到動作中的疼痛確實明顯改善，很開心的準備要回家，臨行還叮嚀阿公：「你也要幫我記住這些動作要注意的地方。」

「阿嬤要記得，三天後背架訂做好了，穿上背架還要來學做運動喔。」聽物理治療師這麼交代，阿嬤沒有不高與，反而直點頭說好。

一周後阿嬤穿著訂做的背架來到物理治療室。

「因爲這個背架穿起來很不舒服，阿嬤配合穿的意願不高，我一直要她再勉強也要穿，結果害我們兩個老的爲了穿背架而一天到晚吵架。」阿公忙著向物理治療師投訴。

「整個人就是很卡，要穿你自己去穿。」阿嬤沒好氣的頂了回去。

經過治療師檢查，發現阿嬤把背架穿太高了，且沒有綁緊、固定好，不僅讓脊椎固定與保護的效果打折扣，也是造成不舒服的原因。

「背架一定要穿好，這樣穿背架才有治療效果。這三個月內除了躺下來睡覺時間之外，希望阿嬤可以整天穿著背架。」物理治療師邊調整背架，邊提醒阿公要幫忙注意細節的地方：「後面兩根直的鐵條要在脊椎兩旁，最下面橫鐵條要在骨盆中間。」

「眞的差很多，比較舒服了！感覺不會吊吊的，也比較好呼吸。原來不舒服，都是你不會幫我穿害的啦！」聽阿嬤把責任往阿公身上推，看阿公一臉的委屈，治療師幫忙打著圓場：「阿嬤雖然暫時身體不舒服，多虧有老伴一路陪伴照顧，讓人很羨慕呢！」

物理治療師告訴阿嬤：「如果能夠在穿著背架時，就開始訓練腹肌與背肌的肌力與肌耐力，在三個月後脫掉背架時，肌肉才有足夠力量撐起脊椎，才能避免背痛再度發生。」對於物理治療師提出有效可以減輕背痛的建議，阿嬤這次倒是很聽話，認眞的學起治療師教的運動。

正確的背架穿法

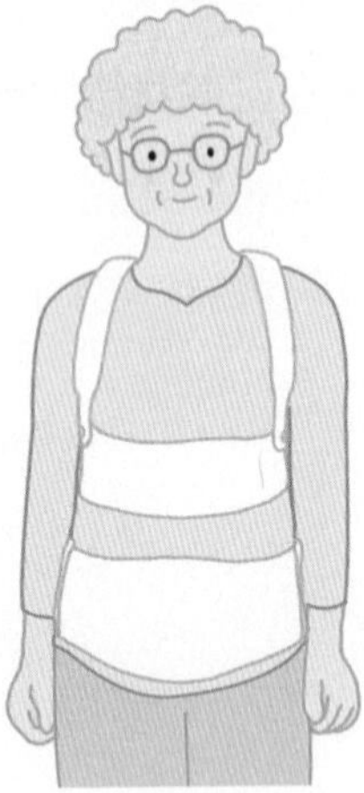

正面：兩條肩帶與束腹的帶子要適當綁緊。

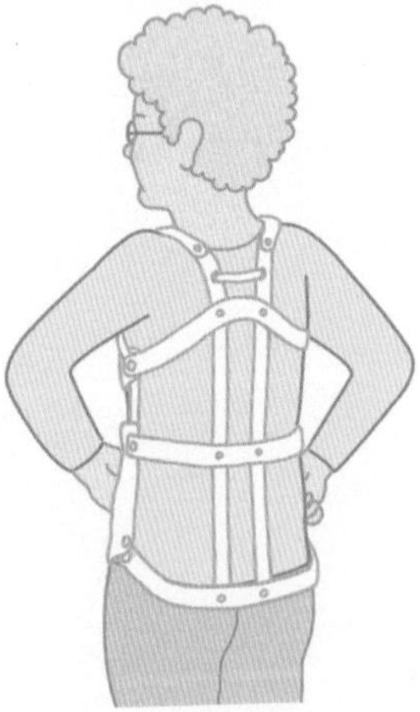

背面：後面兩根直的鐵條要在脊椎兩旁，最下面橫鐵條要在骨盆中間。

急性期正確動作方式指導

急性期減少脊椎受擠壓與移動的原則：

- 盡量保持脊椎挺直的正確姿勢。
- 保持腹部肌肉用力。
- 注意在身體活動中，不要讓脊椎彎曲與旋轉。

首先是坐姿，一定要盡量讓身體挺直，彎腰駝背會讓脊椎承受較多的下壓力，是不良姿勢。一般病人都怕痛，弓縮著脊椎坐著就不敢動，殊不知這是「姑息養奸」。

－坐姿－

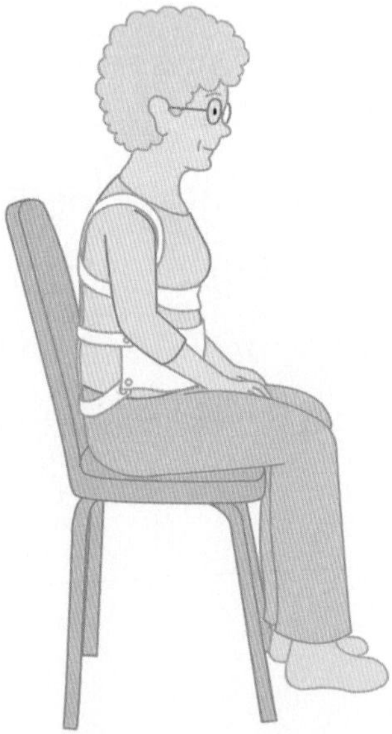

臀部坐到底，讓腰部得到支撐，如果椅面過深、過寬，要以適當厚度的靠枕，塞在臀部與腰部後面，讓下背部完全得到支撐。保持身體直立，腹部內縮，不要縮著身體，同時注意雙腳要能輕鬆的平放在地上。

－站姿訓練－

正確的站姿可以協助保護脊椎，利用牆面協助，靠牆站立，通常老人家有點駝背，頭靠不到牆，放一條毛巾捲在頭與牆壁之間，用頭壓住毛巾捲，保持不要讓毛巾捲滑落。並且在頭壓毛巾的過程中，同時將胸椎挺直，肩胛骨夾緊，肚臍內縮。這個動作可以讓整個身體前側、腹部與後側的背部肌肉，都會同時收縮，身體自然能挺正。

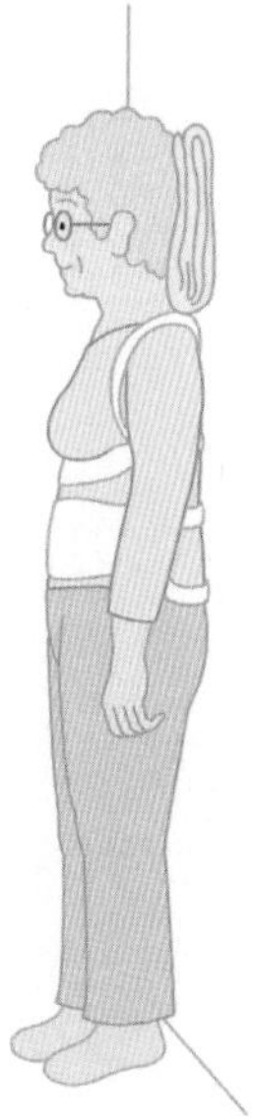

- 背靠著牆站立，眼睛向前看，微縮下巴，頭輕輕向後壓著毛巾捲。
- 肚臍向內收縮，帶出腹肌用力的動作。

－由坐到站－

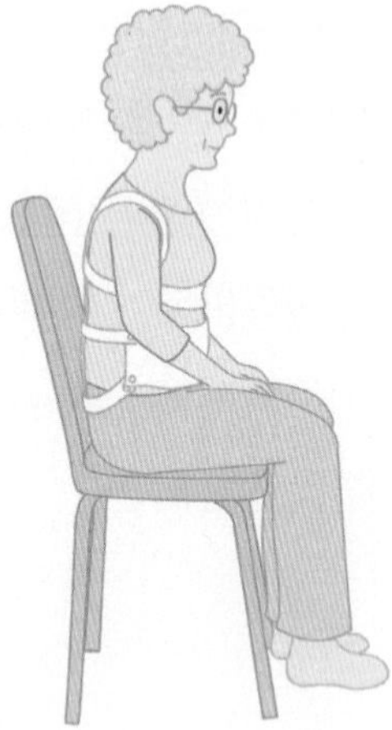

● 從坐到站起來時，一定還是要記得保持坐姿時身體挺直的姿勢，保持脊椎不彎曲。

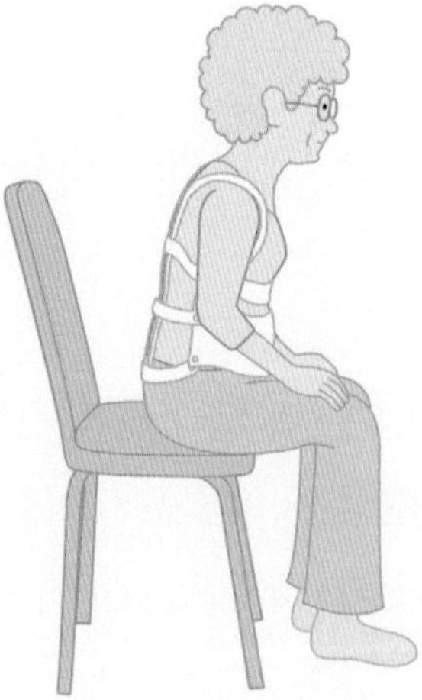

● 先將屁股往前移，在保持挺直的姿勢下，從臀部動作將身體向前傾，再以臀部與膝部的力量站起來。

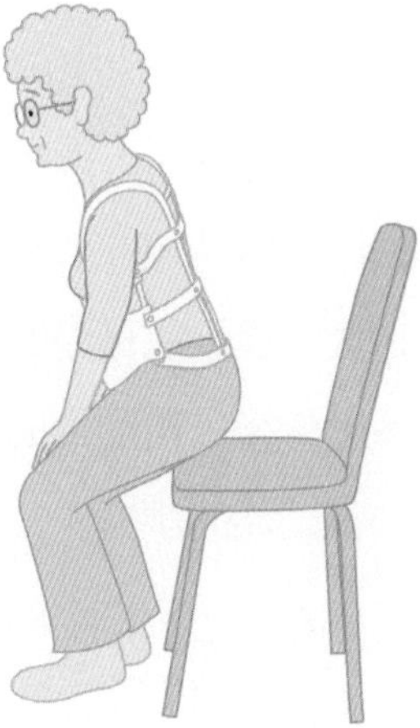

● 力量不夠時，可以借用手撐膝蓋，或者是坐有扶手的椅子，利用手撐扶手起身。

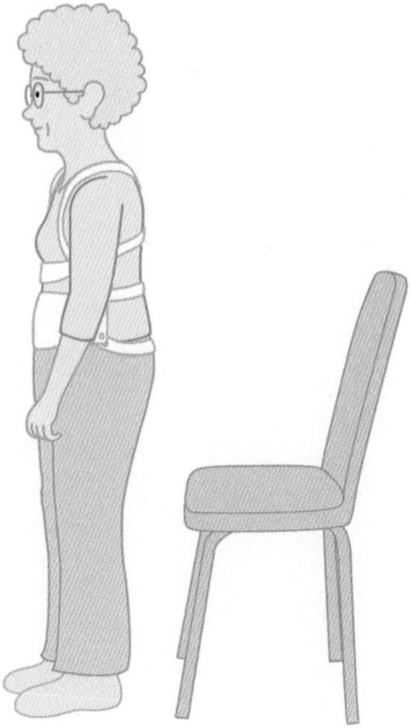

－牆角面壁的擴胸運動－

牆角面壁的擴胸運動，將兩手前臂貼靠牆面，將身體慢慢推向牆角，利用身體向前推的動作帶出前胸伸展與挺直上背的效果。因爲胸椎壓迫性骨折後，導致駝背姿勢會引起心肺功能變差，所以當阿嬤熟悉動作後，再配合前擴胸吸氣回覆吐氣，同時可以進行對肺臟功能的訓練。

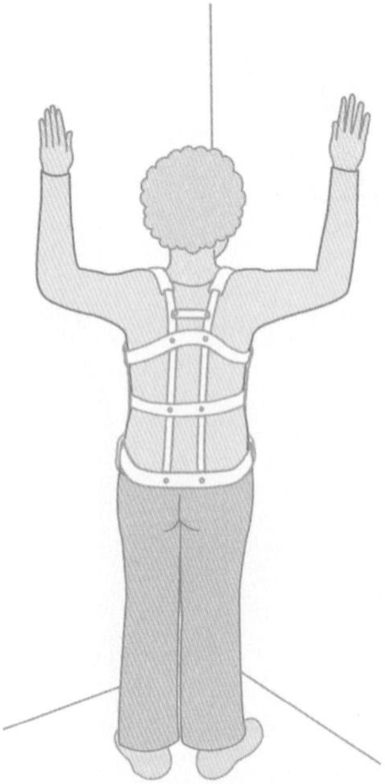

- 面對牆角站立，雙手臂扶貼於兩牆面。
- 身體向前推向牆角，這個動作可伸展胸部前側，同時可收縮肩胛骨，帶出上背肌肉運動；重複此動作10次。

－利用彈力帶訓練上背肌力－

在坐姿用雙手將彈力帶向後拉，動作中，將上背挺直肩胛骨夾緊，帶動上背背肌的肌力訓練，只要在家中找到一個可以固定彈力帶的地方，這個動作可讓上背部的肌力訓練很方便的進行。

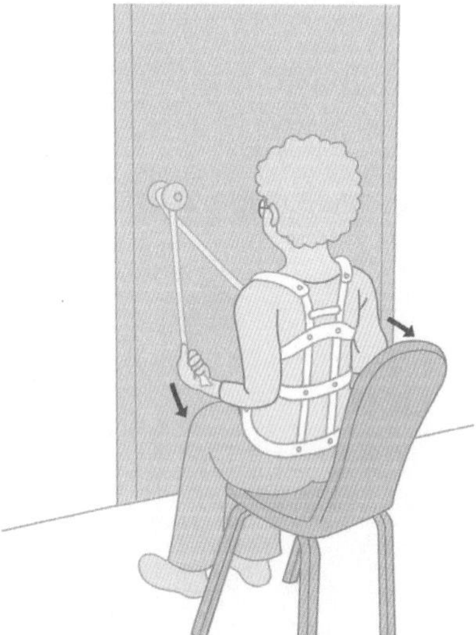

- 用雙手同時拉彈力帶，向後拉停留 10 秒鐘，帶動上背挺直與肩胛骨內收，請重複 10 下。

－床上翻身－

1

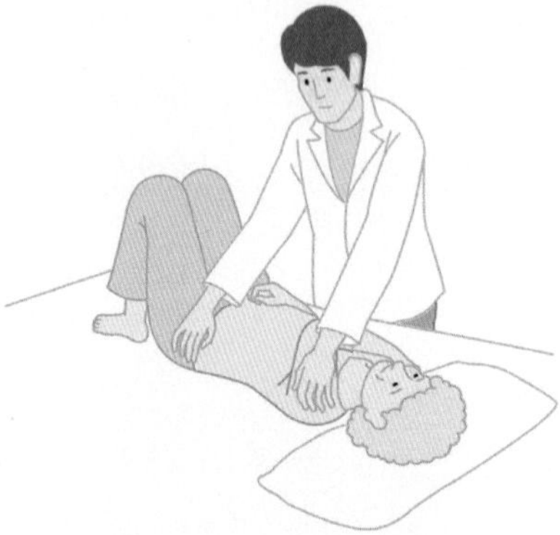

● 床上翻身時，要保持腹部內縮。

2

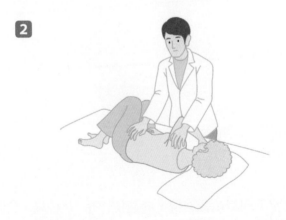

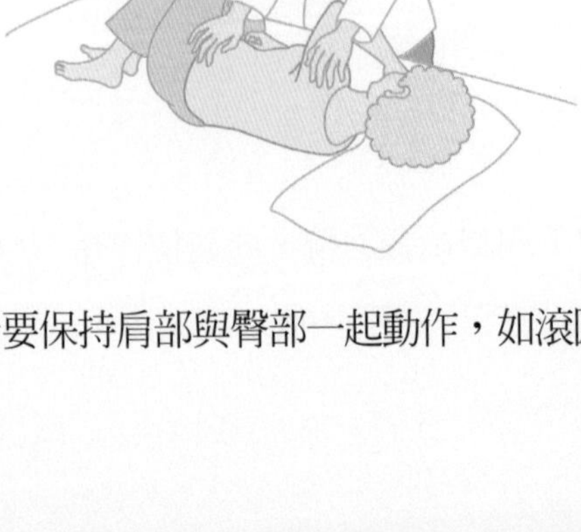

● 翻身要保持肩部與臀部一起動作，如滾圓木般。

3

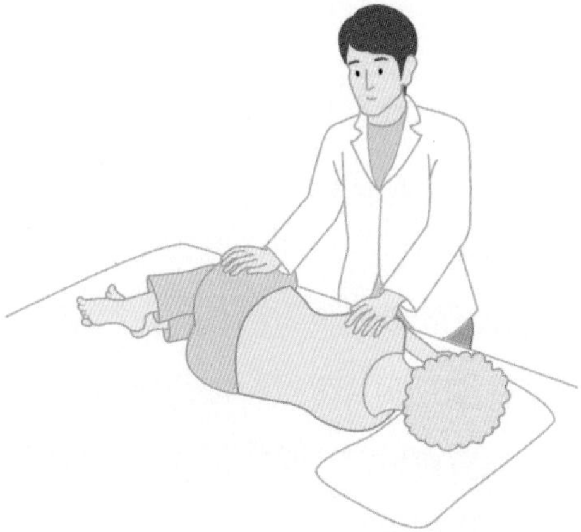

• 脊椎不要有旋轉動作發生，就不會有疼痛發生。

四週後阿嬤的健身操

一個月後，當阿嬤再度回醫院複診時，背已經幾乎不痛了，這是因爲骨折部位已經有了初步的癒合，這時就可以開始較多的運動。

例如較高強度的背部肌力與肌耐力訓練，才能無縫接軌的協助阿嬤在滿三個月可以脫掉背架時，擁有足夠的肌力與肌耐力，以負擔日常活動的需求。同時提醒阿嬤：運動中如果又再度出現當時的疼痛，請立刻停止運動，同時要回院告訴治療師，協助確認運動執行的正確性。

－全身伸展運動－

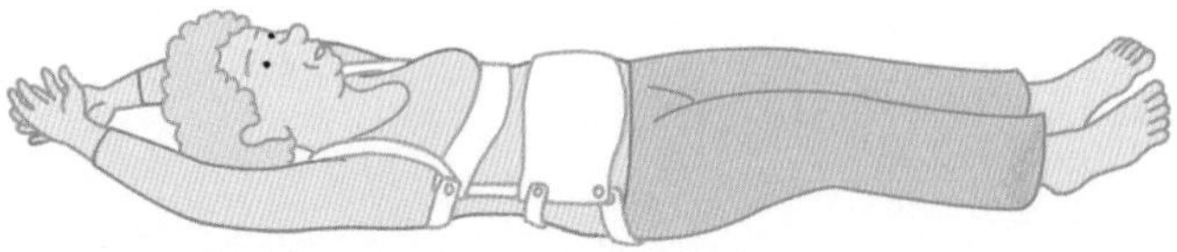

- 平躺在床上，將雙手盡量向頭頂方向拉、腳向遠處伸展，以做到全身伸展。
- 手上舉時吸氣，手放回時吐氣，記得保持縮小腹與下巴的姿勢，停留 5–10 秒鐘；重複 10 下。

—俯臥背肌訓練—

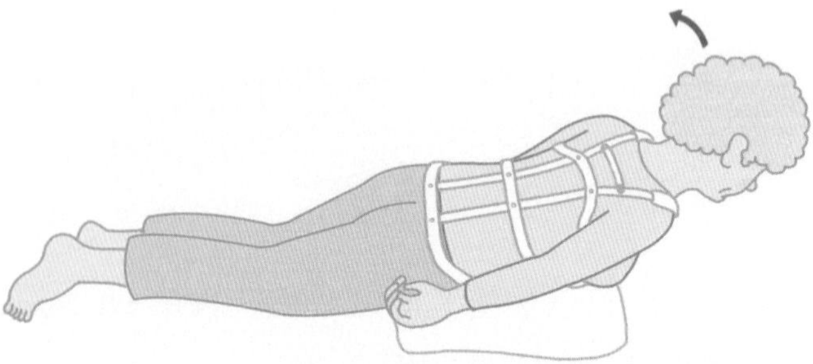

● 採趴臥姿勢，在肚子與前胸墊著枕頭。

● 進行動作時，將頭與肩部抬離床面，停留 3–5 秒鐘，再慢慢回到原趴臥姿；重複 5–10 次。

● 這位阿嬤沒有心臟與肺部方面的問題，可以做這個動作，但是如果做動作時，覺得胸口悶悶重重的，就須停止運動，改以俯靠站姿訓練背肌較為安全。

－俯靠站姿下的肌力訓練－

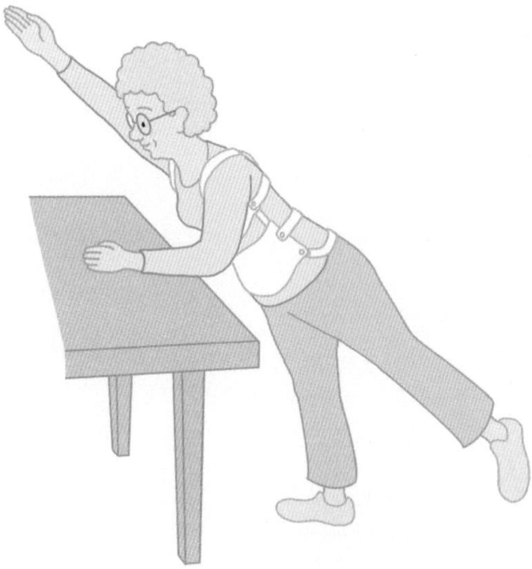

- 手靠在約腹部到胸部高度且穩定的家具上，抬起對側手與腳，保持身體穩定與平衡，停留5–10秒鐘。
- 執行動作中身體不能旋轉或晃動，如果有身體晃動，先只單獨抬手或抬腳就好。

- 運動兩周後，再進行同時抬手與對側腳的動作。

—登階運動—

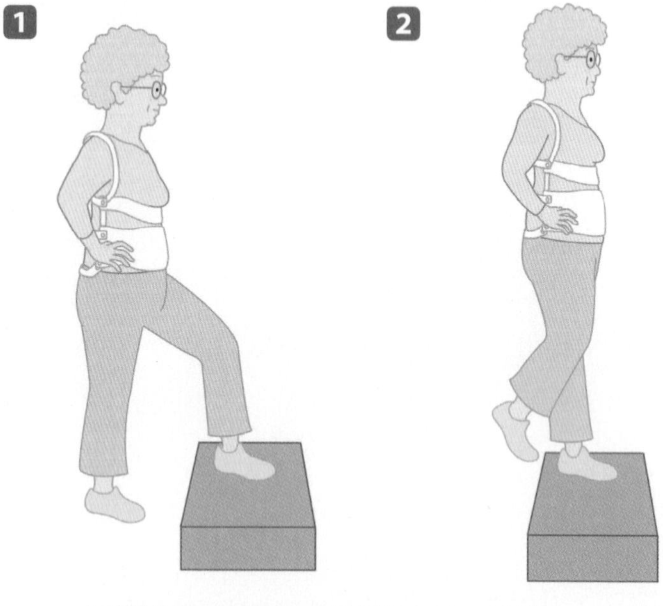

● 以階梯當成肌耐力訓練的工具，持續上下一個台階，做這動作時，背架還要繼續穿著，隨時保持微縮下巴與腹部，身體要挺直；重複 10–12 次。

● 這項運動訓練膝蓋（膝關節）與臀部（髖關節）的力氣。需視患者體力決定，可以做 1–3 回，每回合間要休息 3 分鐘。

運動量是可以分期付款，累積計算的。如果一次可以做足 10 分鐘，整天的登階運動累積可達 20–30 分鐘，還能達到有氧運動訓練心肺耐力的效果。但是要注意不要太勉強，運動中自己感覺有點喘，但是不會太喘的強度最適當。

三個月後，阿嬤再度回到骨科門診複診，確認可以不用穿背架了，很開心再到物理治療室報到。阿嬤拉著物理治療師的手，直說謝謝這段時間的幫忙與照顧；物理治療師也不忘提醒阿嬤：「雖然脫下了背架，但還是要隨時注意動作姿勢，而且要持續維持每天的肌力運動與伸展運動喔！」

……物理治療中心的特別交代……

有關脊椎骨的保健方式，在「改正姿勢」與「保持正確姿勢」的過程中，患者、家屬與照顧者，應時刻記住正確姿態的四不原則：

任何動作都要盡量保持「不低頭、不縮肩、不駝背、不彎腰」!

- 正確的站立或走動姿勢

  時時都要保持腹肌收縮，並將下巴微微後縮。

- 正確坐姿

  臀部坐到底，讓背輕鬆靠在椅背上，雙腳平放在地面上；不宜坐在太軟、太深的椅子上，以免要從椅子站起來時會出現困難。

- 正確的坐到站動作

  先將臀部往前移動，直到座椅面前緣；將腳略向後移，並且踩穩腳步；在維持不駝背彎腰的姿勢下，藉由臀部動作帶著身體向前傾，最後以膝蓋與臀部的力量站起來。

- 正確的搬東西姿勢，不要駝背彎腰搬東西。

除了脊椎壓迫性骨折外，有骨質疏鬆的患者，還可能因爲跌倒造成髖關節、腕部骨折或者是其他部位的骨折；所以預防跌倒，也是骨質疏鬆患者很重要的課題。

注意居家環境不要堆放雜物，保持活動環境的明亮，可以預防意外跌倒。穿著防滑的鞋子包護性能較高與鞋跟較寬的鞋子。

一般讀者朋友，若能依照本篇介紹的平衡運動、肌力與肌耐力的運動持之以恆去做，同時注意攝取均衡營養：維他命 D，一天 400 單位；鈣質，一天 1000 毫克；可以達到減緩骨質流失與預防骨折的方法。並且建議長輩們可以每天在有陽光的時間，到戶外走路 30 分鐘，不僅可以維持體適能，日曬下的皮膚也可以內生性的產生維他命 D 喔。

只要能做到我們的提醒：了解正確姿勢並且確實做到

運動保健，可以幫助讀者遠離骨質疏鬆帶來的困擾，開開心心的活動喔！

陳昭瑩 / 文

附　錄

物理治療運動的小幫手

善加運用各種容易取得的輔助器材，運動訓練，可以很簡單的變化出活潑多元又有效的內容，可以是肌力訓練或平衡強化，也可以是肌筋膜放鬆。大家要不要試試看呢？運動中請注意安全！

彈力帶或彈力管

彈力帶或彈力管、各種重量的沙包、米袋、600c.c.礦泉水瓶，這些可以藉由內容物來調整容量的多少，增減重量的隨手可得之物，是一般物理治療師常用來進行肌力與肌耐力訓練的小幫手。沙包、米袋、礦泉水瓶這些大家容易理解，就是在運動中增加負重的觀念，這裡將特別介紹很基本的幫助運動的「彈力帶」或「彈力管」。

彈力帶或彈力管

「彈力帶」或「彈力管」的材質，爲乳膠或橡膠，當把彈力帶拉開時，因爲彈力帶的回彈力，所以有因應的阻力產生，可以當成很方便的肌力與肌耐力訓練的工具。彈力帶輕便又容易攜帶，所以現在使用非常普遍，通常是以顏色區辨阻力的大小。

淺色的「彈力帶」或「彈力管」

彈性比較小，運動中產生的阻力也相對較小，較適合受傷後剛開始練力氣、初運動或者是年長者。

深色的「彈力帶」或「彈力管」

深色的彈性強度較高，會產生較大的阻力，適合肌力較佳或者進階運動者使用。比方年輕人做左側的臀部肌力的訓練，左腳向後舉，拉緊彈力帶，可訓練左側的臀部肌力。

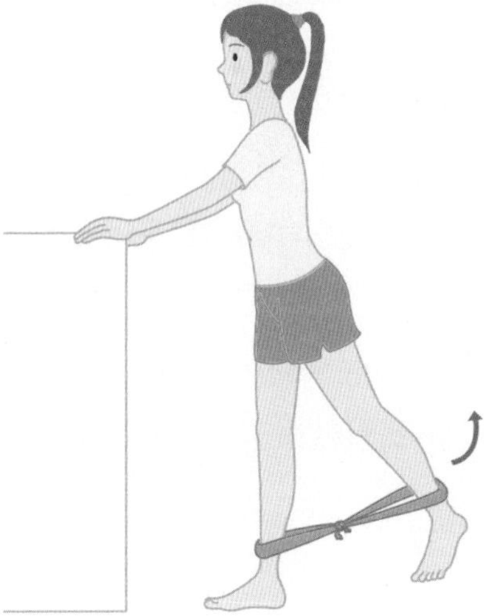

「彈力帶」或「彈力管」顏色代表的彈性

顏色	阻力大小 （拉開 1–2 倍長度）	適用對象
黃	約 1–2 公斤	年紀較長者。 傷後運動者。
紅	約 1.5–2.5 公斤	
綠	約 2–3 公斤	
藍	約 2.5–4 公斤	肌力較佳者。 進階運動訓練者。
黑	約 3–5 公斤	

肌力與肌耐力訓練之原則

一般人自我訓練時，不論是拉彈力帶或者是舉沙包、礦泉水等重物，建議以中等訓練強度，每回合做 10–15 次，做 1–3 回合；每回合間休息 2–3 分鐘。

自我訓練時，可以用「自覺用力程度」當作運動的劑量強度的判斷。一般來說，「中等強度」是指一回合的運動量，會讓你感覺有點辛苦，但是不會太沉重。

滾筒

柔軟度不夠常常是造成痠痛的主因之一。

身體有些部位不太容易做伸展操，如大腿外側；適當使用滾筒可以用來放鬆肌筋膜、肌肉與軟組織。例如在本書中「下床踩不了地、邁不開步」那篇中談到腳底筋膜炎時，向讀者朋友們介紹利用網球或擀麵棍進行足底筋膜放鬆法，這樣的技巧也是相同的運用。

一般來說，滾筒放鬆技巧在於滾動滾筒，以達到按摩放鬆的效果。若家中沒有滾筒，則可以用擀麵棍或圓柱狀的物品取代。但請注意最好在擀麵棍等堅硬的物品外，包裹毛巾再使用，或者是執行中穿上運動長褲，以降低受壓觸過大的刺激。

治療球

治療球的運用很有趣，在治療師的正確指導下，可以當作放鬆運動，可以是動態的肌力加強訓練運動，也可以做核心肌群的訓練，更可以用來訓練平衡與動態活動的控制能力。

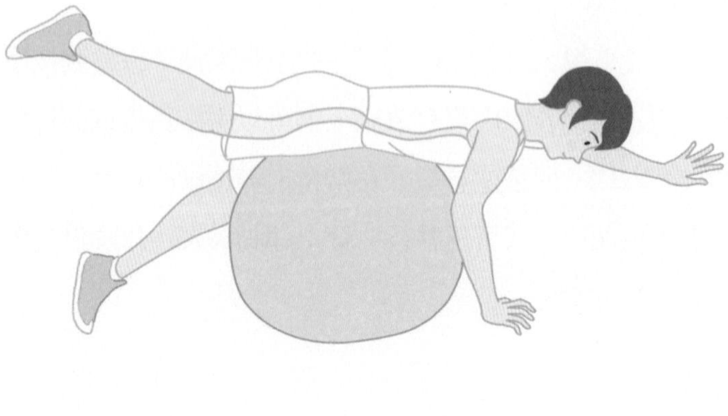

平衡（軟）墊（盤）

踝關節扭傷、膝關節韌帶受傷等，傷後的物理治療有個很重要的運動治療是「平衡能力訓練」。

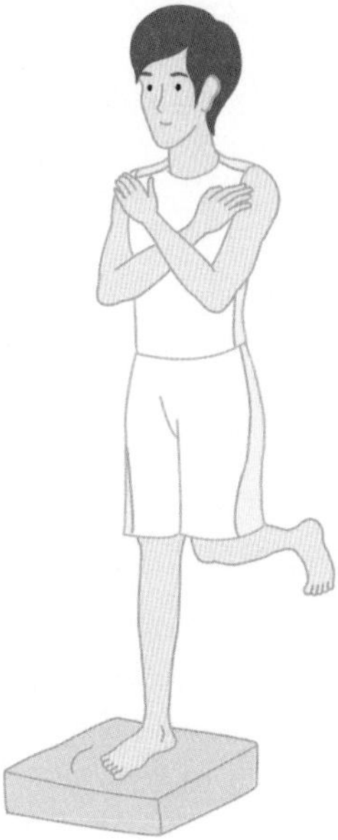

利用平衡軟墊，提供不平穩的支撐面，視個人能力以雙腳或者是單腳站在軟墊上，可以強化平衡與動態控制能力之訓練。在家裡自己訓練時可以用不滑的毛氈或抱枕取代平衡軟墊。

後記

愛囉唆，是物理治療師的特質

看完這本書，讀者朋友有沒有發現？物理治療師有一個特質：每個人都很愛囉唆！

我們都希望，大家能充分認識健康與運動的觀念，所以不只在物理治療中心，包括擺平痠痛的衛教常識，都會苦口婆心、不厭其詳的耳提面命，講解各種正確或錯誤的姿勢與動作。

有很多有痠痛困擾的病友，在經過醫師診斷後，確定沒有急性發炎、腫瘤、骨折、軟組織受傷、撕裂或嚴重神經壓迫症狀；通常醫師會給予一些消炎止痛的藥物治療，就讓病人回家。如果物理治療師在這時接觸到病人，讓病人得到合適的運動治療，對於解除痠痛及預防復發，是有很大助益的。

有病痛且在經醫師診斷後，若能有物理治療師親自幫忙評估並給予運動治療，那是最穩妥的事！透過本書所舉的臨床病例與運動圖示講解，讀者朋友可按圖索驥鼓勵自己做運動，好像物理治療師是隨侍在側的好朋友，協助大家有空就自助動一動。

別忘了：運動量是可以分期付款，累積計算的。

祝福大家：擺平痠痛，你也可以做到！

曹昭懿的小小囉唆

國家圖書館出版品預行編目(CIP)資料

物理治療師教你自助擺平痠痛 / 曹昭懿，陳昭瑩，
臺大醫院物理治療中心團隊編著.-- 初版.--
臺北市：大塊文化，2015.04
面；　公分.-- (care ; 36)
ISBN 978-986-213-595-2 (平裝)

1.物理治療

418.93　　104002549

CARE
Good Care ,
Good Living